U0058191

教養自閉症兒童

給家長的應用行為分析指南

Raising a Child with Autism:
A Guide to Applied Behavior
Analysis for Parents

Shira Richman　著

賴麗珍　譯

Raising a Child with Autism
A Guide To Applied Behavior Analysis For Parents

Shira Richman

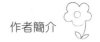

❊ 作者簡介 ❊

　　Shira Richman　紐約大學心理學碩士，目前是紐約的行為治療顧問。她透過設計和督導應用行為分析的課程，教導有自閉症症候群的兒童。另外，曾經主持過幾個教育機構的教師訓練及評鑑方案，也曾正式對家長教授行為理論與應用方面的知識。

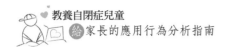
❄ **譯者簡介** ❄

　　賴麗珍　美國威斯康辛大學麥迪遜校區教育博士，主修成人暨繼續教育，曾任職於台北市教育局、台灣師範大學圖書館（組員）及輔仁大學師資培育中心（副教授）。研究興趣為學習與教學、教師發展及創造力應用。譯有《教師評鑑方法》、《教學生做摘要》、《有效的班級經營》、《班級經營實用手冊》、《增進學生的學習動機》、《創意思考教學的 100 個點子》、《思考技能教學的 100 個點子》、《重理解的課程設計》、《重理解的課程設計——專業發展實用手冊》、《善用重理解的課程設計法》、《教師素質指標》、《激勵學習的學校》（心理出版）。

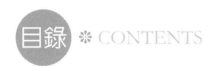

目錄 ✱ CONTENTS

（正文頁邊數字係原文書頁碼，供索引檢索之用）

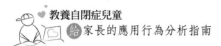

CHAPTER 1
何謂自閉症

一、自閉症的症狀

　　自閉症是一種廣泛發展障礙（pervasive developmental disorder），大約一萬個兒童之中有十到十五個有自閉症。此病症通常在嬰兒三十個月大以前就會發病，但只有在兒童明顯無法發展語言能力時才容易診斷出來。

　　兒童期崩解症（childhood disintegrative disorder）症狀與自閉症相同，但是崩解症兒童在兩歲之前的發展是正常的，隨後才顯著喪失先前習得的能力。自閉症發生在男孩的比率是女孩的三倍，唯其具體的病因還不清楚。

　　用來鑑定自閉症的診斷標準，是美國心理治療學會（American Psychiatric Association）於一九九四年出版的《精神異常診斷與統計手冊》（*Diagnostic and Statistical Manual of Mental Disorders*）第四版，該手冊也稱為DSM-IV。其內容包括分為三大類的十二項診斷標準：社會互動、溝通、活動與興趣。患有自閉症的個體不一定會有相關的所有症狀，即使兩個兒童所表現的症狀相似，也

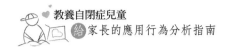

不會出現兩個相同的自閉症兒童。要被鑑定為有自閉症，兒童必須在第一、二類診斷標準中各出現兩項，以及第三類標準中出現一項符合的症狀。以下詳列 DSM-IV 各類診斷標準的內容：

(一) 社會互動

10

自閉症兒童無法適當應用及理解非口語的行為，也無法表現出符合年齡的社會互動行為。自閉症兒童可能：

1. 如果有，也只表現出一點點的目光接觸；
2. 無法判讀別人的面部表情，或者無法回應人與人之間的動作暗示和手勢，例如揮手和指物；
3. 無法與人互動，也無法發展適當的同儕關係；
4. 偏好獨處，看起來沒興趣搭理他人；
5. 手把著他人的手為工具，以利用他人得到想要的物品；
6. 欠缺主動和他人玩遊戲的技能，或者只表現出最低的技能。

在嬰兒期的自閉症兒童，可能不會出現想被抱起來的預期行為，也可能不喜歡被環抱著。他可能不會玩躲貓貓的遊戲，視線也不會跟著照顧者的走來走去而移動。蹣跚學步時，自閉症兒童可能不會顯現正常的陌生人焦慮感，對人的依附不是極少就是極端強烈。

(二) 溝通

自閉症兒童在說話的品質和數量方面都有障礙。換言之，自閉症兒童不僅說話能力發展緩慢，甚至是沒有發展的情況。其語言能力欠缺的症狀包括：

1. 仿說（echolalia；生硬地重複字詞或句子）；
2. 發聲單調，欠缺音調或音高；
3. 在語言應用方面，少見模仿他人的遊戲，也缺少自發性和變化；

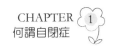

4. 代名詞顛倒組合；

5. 因缺乏抽象概念（例如對「危險」的概念），而有接受性語言（receptive language）和表達性語言（expressive language）之間的能力差異。

大約40%的自閉症兒童其語言能力毫無發展，也不懂得嘗試使用另類的溝通方法來彌補，例如手勢或比手劃腳。而那些語言能力的確有發展的自閉症兒童，則不知利用語言技能與其他人正確地交談。

在嬰兒時，自閉症兒童可能會過度安靜，不會適度哭泣或低聲叫。他可能會用手勢或發出聲音來表達為數不多的溝通意圖，而且可能無法模仿字詞或聲音。

到了蹣跚學步時，自閉症兒童可能會喪失先前已學會的字詞。

（三）活動與興趣

自閉症兒童會發展出重複相同動作的習慣和（或）固定的行為模式，這些行為會以不同方式表現出來。自閉症兒童可能會：

1. 表現固定或重複的行為模式，例如拍手、盯著手看、眨眼、搖晃身體、扮鬼臉、輕輕拍打，以及發出聲音；

2. 變得異常專注於某個行為模式或程序，表現出對同一性（sameness）的需求；

3. 和玩具有反常的互動，可能包括極端注意某個部分或某個物件。

就一或多個感覺型態（sense modality）而言，行為模式可能會帶來限制。自閉症兒童對感官刺激的異常反應可能以不同方式表現出來：

1. 觸覺焦點（tactile focus）可能因為過度刺激或刺激不足而產生；

2. 嗅覺和味覺的敏感度可能有問題；

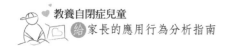
3. 異常的視覺刺激可能包括把玩具或圖形排成直線，執迷於排列圖案、字母、數字，以及會對不同的亮度眨眼睛等等之類的行為；

4. 對聲音的反應可能很極端。自閉症兒童可能無法過濾背景的噪音，對聽覺的刺激也可能過度反應或毫無反應。

在嬰兒期，這可能意味著兒童拒絕嘗試不同食材或食品質地的食物；可能意味著他（她）對人、對外在的聲音充耳不聞，或者會隨著外在的聲音變尖銳而跳動不安。嬰兒也會對某些結構有所反應。在蹣跚學步時，自閉症兒童會沈浸在自我刺激之中，寧可對著天空發呆也不玩玩具。他也可能會花很多時間旋轉車輪，或者沿著桌子邊緣排列積木或動物玩具。

自閉症兒童的相似之處很多，他們在某些方面顯出缺陷卻又在某些方面很優秀。雖然如此，就各個兒童而言，這些「零碎的天賦技能」（splinter skills）獨特而不同。以上所有症狀不必依序出現，才能夠診斷出某個兒童有自閉的障礙。但是各種症狀都是自閉症的一部分，如果出現的症狀數量足夠，就可以診斷這個兒童是自閉症。

由於自閉症很複雜，又會隨著時間出現不同症狀，在做出正式診斷之前，病人的行為發展史和行為觀察紀錄通常要一起判讀。可能也要進行醫學檢測，以利排除其他可能的原因，例如感染和過敏。

二、目前的預後狀況

自閉症會影響心智功能的所有主要部分。雖然診斷的結果可能會改變，但是大多數被診斷有自閉障礙的兒童還是持續有自閉症症狀。由於自閉症在兒童的整個發展過程中會發展出不同症狀，也由於在自閉症兒童的技能教導方面，某些治療方法會成功，因

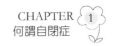

此自閉症的病情可能會隨著時間而改變。

為了描繪病童在臨床病歷上的變化，已經有幾種自閉症評量表被研發出來。其中兩種常用的評量表是「兒童期自閉症評量表」（Childhood Autism Rating Scale, CARS）和「自閉症行為檢核表」（Autism Behavior Checklist）。

兒童期自閉症評量表係由 Eric Schopler 及其同僚發展而成，此檢核表的設計在依據兒童自閉症的嚴重程度加以分類，而且隨著兒童的成熟及其症狀的逐步改變，可以輕易地更新評量結果。學校通常會使用該評量表及其他類似量表，來描繪每個兒童在一學年期間所產生的學習成果。

「自閉症行為檢核表」可評量自閉症兒童所表現的各種行為。其評量結果是以某個概括的評分來表示自閉症兒童的異常程度。此檢核表同樣也常常被學校採用。

智力測驗也可以針對自閉症兒童施測。統計結果顯示，自閉症兒童在作業量表的得分顯著高於語文量表的得分。大多數自閉症兒童的分數會落在「輕度到中度智能障礙」的範圍內，但值得注意的是，在 Ivar Lovaas 及其同僚所進行的 UCLA 年幼自閉症計畫（Young Autism Project）中，接受密集一對一行為介入治療的兒童不僅達到行為的增進，其智力測驗分數也證明有顯著進步，並且能夠維持一段時間。

的確，評量自閉症兒童的智商是否符實，是件困難的事。智力測驗的設計是為了評量兒童各方面的認知功能高低，進而藉此預測其未來的表現，並未考慮到動機水準、分心的程度、集中注意的能力，以及應用不熟悉的新材料把能力和學習的結果類化（generalize）到新的情境等等因素。這些因素都會影響自閉症兒童在智力測驗的表現。

有些情況下，自閉症兒童被安置到普遍班級，甚至待到接受新的診斷為止。然而更多的情形則是，隨著學習的發生，自閉症

13

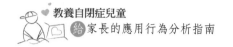
兒童的進步更加不容易預測，不同的症狀會隨著時間而改變，有些能力會改善，有些能力則逐步演變。

三、診斷方法的發展和被採信的成因推論

一九四三年，自閉症由 Leo Kanner 首度定名。Kanner 是美國的兒童精神科醫師，他發現自閉症和兒童期精神分裂症（childhood schizophrenia）之間的差別，於是將自閉症定名為另一種精神異常疾病。他根據兩大關鍵要素來區辨自閉症，並分別稱之為「自閉式孤獨」（autistic aloneness）和「對同一性的偏好」（desire for sameness），然後加上其他的行為特異反應和不同的單一能力。

「autism」一詞源自希臘語的「autos」，意味「自我」。有趣的是，Hans Asperger（亞斯伯格）同樣在一九四三年提交的第二篇博士論文中，也採用這個詞來描述病情類似但是認知功能較高的兒童。Asperger 所描述的症狀目前被稱為「亞斯伯格症」（Asperger's syndrome）。它和自閉症的差別在於後者的發病時間較晚，社會和溝通的障礙比較不嚴重，而且病情包括對特定興趣領域的狂熱專注。Asperger 的論文於一九四四年在德國發表，並於一九九一年被譯成英文。

首批經觀察認為患有自閉症的兒童，大多數來自中、上階級，他們的父母有能力負擔私人精神治療的費用，而對於該病症的歸咎則大多落在母親這方。Bruno Bettelheim 在一九六〇年代出版了《空虛的堡壘》（*The Empty Fortress*）一書，他在書中所表達的意見是，兒童的自閉症是因為被父母排拒而導致，他認為，自閉症兒童的父母對他們的孩子很冷淡。結合當時精神分析的潮流之後，使他相信，父母的排拒會導致兒童從現實世界退縮到像是自閉的狀態。他率先提出「冰箱母親」（refrigerator mother）一詞來反映他所認為母親在兒女自閉症方面所扮演的角色。

從一九六〇年代中期起，Ivar Lovaas 已經開始對自閉症兒童進行研究，但他最為人熟知的是一九七〇年代早期所做的研究。他採用行為改變技術和應用行為分析（applied behavior analysis）做為一對一密集情境下的治療方法。在該研究中，他的研究對象是十九個自閉症兒童，其中九名被指出達到「行為功能正常」。一九七三年他的研究報告出版了，由於其獲得的正面成效是科學的、非常顯著的，社會開始相信，自閉症不是母親的行為和子女後來的防衛機制所造成，而是下列至少一項因素所導致：

1. 遺傳因素；
2. 與懷孕和生產有關的風險因素；
3. 無法查明的基因變異；
4. 環境因素。

一九七七年，美國自閉症學會（Autism Society of America）首度發表自閉症的定義，到了一九八〇年代，美國心理治療學會在其《診斷與統計手冊》（*Diagnostic Statistical Manual*）加入對自閉症症狀的定義，並且持續更新。現在全世界都有自閉症病人，跨越了種族和社會背景的差異。

自閉症的具體病因尚不清楚，但是普遍仍認為自閉症有生物上的起因，而其異常的症狀表現可能更受環境因素影響。自閉症生物起因方面的研究先驅是 Bernard Rimland，他自己已成年的孩子就有自閉症，因此 Rimland 設計出最早的自閉症評量表，並且創辦了「美國全國自閉症兒童學會」（American National Society for Autistic Children）。

四、各種治療及教育方法

請注意，作者不是在推介所有這些方法，也不全然盡信它們在治療自閉症兒童方面全都有效。

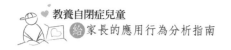

（一）心理分析法

　　雖然心理分析法不常用於治療已診斷出自閉障礙的兒童，但是從一九四〇到一九六〇年代，它是心理治療的標準方法，而且沿用迄今。在過去，自閉症兒童的心理分析治療往往先把兒童和母親分開，然後再讓兒童住院接受照顧。院方會提供兒童有愛心、支持的環境，尤其在治療難治的行為期間。

　　通常，自閉症症狀都會被分析和詮釋，而這類顧及情緒的主觀詮釋是當今心理分析法的一部分。自閉症兒童的母親一般都會被安排和子女一起進行心理分析，也常被認為要為孩子的自閉症負責。

（二）飲食治療法

　　大多數被用來治療自閉症兒童的飲食調配，本來是為了注意力缺陷障礙及過動的兒童而準備。這些飲食由一些營養師針對治療自閉症而調整過，他們認為不能接受某些類別的食物，是導致自閉症兒童挑食和飲食習慣異常的原因。

　　飲食治療通常包括，從兒童的飲食攝取去除防腐劑及其他的添加物。有些飲食也會去除兒童對酵母、醬油、牛奶、燕麥、糖和（或）其他物質的攝取。

　　沒有任何研究曾經評估過自閉症兒童是否真的無法接受這些食物，關於某些特定的飲食是否會對兒童的行為有正面影響，必須留給各個家庭自己判斷。進行食療時，醫藥服用方面也同時會做調整。

（三）輔助溝通訓練法

　　在輔助溝通方面，父母或照顧者要碰觸兒童，然後幫助他們指出字母或字詞以增進溝通。這種介入治療的方法本來是為了類似腦性麻痺的腦神經動作障礙（neuro-motor disorders）病人而設

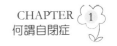

計，在一九九〇年代早期曾經很普遍。

輔助溝通（facilitated communications）訓練宣稱能引導有自閉症的個體表達其內在想法和感覺。但是所有的成效宣稱都是由對該方法有個人投入或情緒投入的個體所提出。一九九四年美國心理學會（American Psychological Association）所做的研究發現，許多溝通行為實際上都是由引導者本身所為，有些是有意識地產生，有些則是在潛意識之下產生。

17

（四）聽覺訓練法

聽覺訓練是由一位名叫 Guy Berard 的醫師所提出。做聽覺訓練時，要先從聽覺敏度圖（audiogram）區分出對自閉症兒童而言會很敏感的頻率，確定這些頻率之後，在兒童治療期間，這些頻率就會從耳機所聆聽的錄音帶中消除。

聽覺訓練通常包含總數十小時的療程，並且分散在兩週之內進行。醫師會建議父母，在這項訓練完成之前先暫停其他的治療。

雖然聽覺訓練在一九九〇年代早期受到歡迎，但是沒有證據顯示靈敏的聽力會導致不良適應行為（maladaptive behaviors）。再者，也沒有科學的證據證明，聆聽音樂會改變聽覺的靈敏度。

（五）感覺統合訓練法

感覺統合（sensory integration）訓練一般是由專業的治療師來進行，這個方法大約已經風行了二十五年。其建議採用的對象，通常是對感官刺激總是產生不當反應的自閉症兒童（這類不當反應的例子包括拍打和身體搖晃）。治療方式包括：要兒童坐在連接天花板的某種設施上搖擺、接受按摩、由治療師輕輕地刷手腳末端，以及進行其他有趣的活動。這些活動都能幫助兒童在短時間內就放鬆身體。

評量感覺統合治療結果的方式是主觀的，而接受治療的兒童，

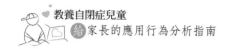
其進步情形和未參加治療的兒童並無不同。沒有證據顯示,這些活動會影響大腦處理感官刺激的方式。

(六) 擁抱治療法

擁抱治療(holding therapy)在一九八〇年代末期開始廣傳。此方法是由某位紐約心理學家所提出,其沿襲的信念則是,自閉症是父母造成的。在進行擁抱治療時,父母要在孩子掙扎的過程中一直抱著他,直到他安靜了幾分鐘為止。在擁抱時,父母應該和孩子面對面,有時治療師會建議父母利用機會大聲說出他們對孩子的感情。

在歷經多次擁抱治療之後,自閉症兒童應該會有被愛和「破繭而出」(emerge)的感受。如果擁抱的方法失敗了,通常會歸咎於父母對解決病因的決心薄弱。雖然擁抱的確提供了觸覺刺激,面對面的擁抱也可以增進短時間的目光接觸,但是沒有證據顯示此方法能直接增進社會化或技能的習得。

(七) 攜升療法

攜升療法(options therapy)是 Barry Neil Kaufman 和 Samahria Lyke Kaufman 為他們的兒子 Raun 所設計的療法,他在十八個月大時被診斷出有嚴重的自閉症。這家人的故事在《攜升療法》(*Son Rise*)這本自述書中有清楚描述。攜升療法要求父母要和自閉症兒童待在受限的空間中,以顯示對孩子的完全接納,而不是對他(她)下命令。此療法的完成在於由父母模仿孩子的每一個動作。

在《攜升療法》一書中曾提到某個突破點,宣稱被治療的孩子曾經「破繭而出」。但是沒有任何研究曾指出此療法的成效,而且被指曾經診斷過這個孩子的專家們,對於他在接受治療前是否已是自閉症,讀者也無法確知專家們的意見是否一致。雖然模仿是重要的技能,然而模仿孩子的動作會鼓勵孩子的正確行為,

18

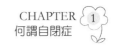

但也會鼓勵其不正確的行為。攜升療法並未教導兒童任何額外的技能，也沒有擴充兒童原已建立的技能。

（八）音樂（藝術或舞蹈）治療法

19

教導發展遲緩的兒童學習美術課程，有其優點存在。美術治療一向都有安撫的作用，能幫助有動作協調障礙、情緒問題，以及其他問題的兒童。就短期而言，這類療法在減少棘手行為方面，甚至可能更有效。

雖然讓兒童跟著藝術家一起學習可能有助益，但是沒有證據顯示，參與這些療法會增進自閉症兒童的認知能力或教導他們必要的技能。為達到上述功效，額外的學習有其必要。

（九）自閉症和相關溝通障礙兒童之處遇與教育計畫

Eric Schopler在一九七〇年代早期發展出自閉症和相關溝通障礙兒童之處遇與教育計畫（TEACCH）。此療法把每個學生當做個體來教導，遵循沒有所謂「正常」行為之信念來研究「自閉症的文化」。有自閉症的個體會表現出相似的特徵，但是此療法認為這些特徵並不遜於社會上的其他人。

此療法所進行的教學在培養學生既有的優點和興趣，而比較不去注意需要改善的缺點。被高度強調的特色是結構，例如安排物質環境、設計學習進度表、應用視覺化教材等。這些技術可能非常有效，但是常常不切實際。針對行為的教學計畫（見下列的應用行為分析法）會把這些技術，以及出於不同理念基礎的技術納入，因此可以精確追蹤個人的進步，以確定能兼顧行為的進步和技能的獲得。

（十）應用行為分析法

應用行為分析法（applied behavior analysis, ABA）所接受的理

論是，自閉症的病因在腦神經，而其症狀會影響各種行為。ABA透過有系統地操控環境來處理這些過度的、有缺陷的行為，以利期望的行為能被教導及增強。採用 ABA 的治療師會以可評量的幾個小步驟來教導技能，其應用的是源自 Skinner 所研究及建議的科學化行為控制原理。所有 ABA 的教學計畫都是個別化課程，以適合兒童的需要。

許多已完成的研究報告都以 ABA 對自閉症兒童的應用為題。這些研究往往針對單一對象，在其治療期間於不同的時間點評量行為，然後將資料製成圖表以顯示 ABA 如何影響自閉症兒童。

透過在密集教學期間的重複練習，自閉症兒童可以改進他們的行為，並且增進認知功能程度。有些從很小就開始治療的兒童，甚至可以被編入正常的學校班級來求學。

應用行為分析法在第二章會有更多篇幅的討論。

五、結論

自閉症是影響個體所有重要功能領域的廣泛發展障礙。被診斷有自閉障礙的兒童會表現出三類症狀：

1. 社會互動關係方面的障礙；
2. 溝通技能和語言應用方面的障礙；
3. 行為和興趣上的重複或固定模式。

兒童必須表現出兩種第一類的症狀、兩種第二類的症狀，以及一種第三類的症狀，才會被診斷有自閉的障礙。

自閉症兒童也會顯現發展不平均、能力不平均，以及技能零碎的情形。許多自閉症兒童在需要記憶力和物件操作力方面的技能，通常強過語文和社會技能。

雖然自閉症兒童的症狀可能類似，但是沒有兩個自閉症兒童是完全相同的。自閉症是一種病症，這表示被診斷為自閉的兒童，

不一定帶有所有和此症有關的症狀。自閉症評量表被用來追蹤某
個兒童隨著時間而改變，其症狀的嚴重程度。

　　目前的研究認為，自閉症的病因是生物性的，而其症狀表現
可能會進一步受到環境因素的影響，然而確實病因還有待研究。

　　自閉症的發生率大約是每一萬個兒童之中有十到十五人。有
各種治療和教育方法已經在實施，但不是所有方法都被證實有效。
研究顯示，應用行為分析法可被用於改進自閉症兒童的行為、教
導其技能，以及增進其認知功能的程度。

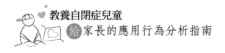

CHAPTER ❷
學習理論和應用
行為分析法

一、前言：什麼是學習，以及行為該怎麼教？

　　學習可被定義為過程，行為即透過這個過程來塑造。藉由觀察這些行為隨著時間的發展和改變，我們可以在學習發生時輕易評量它的結果。以下是學習的定義：

　　1. 學習是行為改變的過程；

　　2. 學習是可觀察的；

　　3. 學習是可評量的。

　　不過，為了能夠宣稱學習曾經發生，行為的改變必須維持一段時間。

　　在採取應用行為分析法時，行為是可觀察的、可評量的，而且新的行為是可教導的。行為可以透過觀察圍繞著學習的一系列事件而了解，也可以透過仔細檢視學習之前和學習之後的事件來了解。例如，為了明白某個小孩為什麼把玩具丟開，徹底觀察該行為之間發生的事很重要。也許這個小孩的姊姊罵了他；也許這個小孩沒辦法讓玩具動起來；也許這個玩具是一顆球。為了解為

24

什麼這個小孩繼續丟擲玩具，觀察這個小孩進行這類行為之後發生了什麼事，也很重要。也許丟擲玩具能夠讓他的姊姊離開房間；也許他的媽媽會把玩具修好；或者，也許這個小孩會贏得一場球賽。總之，以上這些行為結果全都傾向於促進拋擲玩具的行為。

透過安排發生在特定行為之前和之後的事件，我們可以開始改變行為，簡言之，這些事件即是教學。有兩種透過利用學習理論及應用行為分析法而進行的教學方式是，分立練習訓練和隨機教學法。

(一) 分立練習訓練

在採用分立練習訓練時，教學者（教師、治療師、父母、朋友等等）會提出一個 Sd（差別刺激，discriminative stimulus）或教學活動，然後等待兒童的反應。如果兒童的反應正確，其結果是教學者透過讚美孩子或甚至就其優良表現給予回饋，而增強兒童的反應。如果兒童的反應不正確，教學者會立即提示，以確定兒童能適當地反應。提示的給予是為了教導兒童對教學者做出正確的行為反應。其公式為：Sd（差別刺激）或教學→Sr〔反應刺激（response stimulus）〕→增強或提示。

例如，教學者告訴兒童摘下她的帽子，然後拉著她的手來幫助她這麼做。當兒童能夠獨立遵行指令，學習就可被視為發生。分立練習訓練常常會反覆進行，直到產生某種學習結果，而且稍後也會持續練習以確保行為的改變，例如，使學習結果能夠維持一段時間。

分立練習訓練是有效的，因為它可以提供兒童密集的教學和直接的回饋。其進行方式可以個別化以符合兒童的學業需要，然後透過逐次記錄正確的資料來追蹤進步情形，這些資料後來會製成圖表以利判讀。

(二) 隨機教學法

透過控制或限制兒童的教材使用，我們在一天之中都可以引發學生的主動學習。兒童必須主動要求以得到所需要的教材，例如，如果母親在要求小孩做著色作業之前，先把蠟筆從櫃子裡移開，小孩就會學到索取蠟筆的行為。在這個例子中，索取缺少的或需要的物品之技能，是在隨機的情況下教給孩子的。其他的隨機教學包括：要兒童在黑暗的房間中閱讀，於是他們就會主動開燈；不擺餐具就要兒童坐下來吃晚餐（雖然此時兒童會用手吃飯來解決問題），以及扣留兒童最喜愛的玩具，讓他開口索取。在安排這些情況時，如果孩子起先無法主動要求，提示他做出正確反應是很重要的事。雖然提示的策略原被用於分立練習訓練，藉著把提示的策略納入隨機教學，而且反覆練習每個實例若干次，即可促進兒童的學習。

以上概述的行為改變方法絕不可能涵蓋全部，其他應用於學校、校外，以及家庭本位模式的自閉症兒童教學策略包括下列，但不以此為限：

1. 類化的教學（teaching for generalization）
2. 塑造（shaping）
3. 連鎖 （chaining）

以上提到的教學技術及其在家庭情境的應用，將於本章討論之，此領域使用的其他術語也會在未來各章中出現及探討。

二、Sd（差別刺激）

差別刺激是指，為了引發特定反應而呈現的任何指令，例如：

Sd =「請去拿你的外套。」

為使某個差別刺激或某個指令有效，它本身必須易於理解。對兒童，尤其是那些自閉症兒童，指令必須清楚直接地說出來。指令應該簡短而具體，有明確的開始和結束，因為含糊的指令更難被遵守，例如，「你可否去找出你的外套，我想你的外套可能在衣櫃裡，但我不確定。」是比「請到衣櫃拿出你的外套」更難以理解的差別刺激。以清楚而容易理解的句子對兒童說話，會促進兒童的理解力和遵行指令的技能。

差別刺激有幾個不同的類型：

1. 口語的，如上述舉例；
2. 視覺的，例如代表指令的書面文字和圖畫，或者環境中像是拼圖等物品，讓人看到後想靠近玩耍；
3. 手勢的，例如以手指示某人應該往某個方向看去，或者取回某物，面部表情亦屬之。

在家裡

如果我們仔細考慮在一天之中將呈現的差別刺激或指令，就會開始盡力使它們更有效用。如果口頭的指令不能順利要求兒童從衣櫃取出外套，也許隨著口令一併交給兒童一張畫著外套的圖畫會幫他記住，什麼是在找到衣櫃之後要找出的東西（這張圖畫也可以被當成提示）。

在提出指令之前先吸引兒童的注意，可以確保他聽到這個指令，因為注意力未集中的兒童不可能會遵行命令。

每個家庭成員對不同任務都使用一致類型的差別刺激，能幫助兒童終於理解這些指令並且一貫地遵守。只有在兒童對於某個指令完全可以掌握之後，我們才可以考慮變更所用的字詞（「去拿外套」、「請過去拿外套」、「請你把我的外套帶過來」）。只要「去」、「拿」、「外套」等字詞有其意義，使用這些字詞的詳細句子就可以被理解，這情形就像學習新的語言一樣。

關於差別刺激，應該謹記的最重要事情之一是，除非我們準備執行指令，並在兒童不遵行時立即教導兒童正確的反應，否則就不應該提出指令。這種一貫性將確保指令會持續對兒童有意義，也能確保父母不會養成對兒童大呼小叫的習慣。隨著兒童的反應而任意改變差別刺激，會使兒童學到只在父母生氣時才聽話。

舉例。金姆在廚房玩鍋子和盤子。媽媽從臥室大喊：「金姆，不要再玩鍋子了。」但是媽媽在講電話，當金姆繼續玩的時候，他沒有執行命令。金姆大聲地敲著鍋子。「金姆，我叫你停止製造噪音，把鍋子放下來。」金姆沒有照做，而媽媽也還在講電話，金姆甚至敲得更大聲。這一次，敲打聲大到干擾了媽媽講電話。媽媽大吼：「金姆，我叫你停下來——我要下樓了，如果你不把鍋子和盤子拿開，你就一個星期都不能看電視！」

在這個例子中，母親雖然沒有刻意教金姆，只要在媽媽生氣時聽話就可以了。但是簡單的指令「金姆，不要再玩鍋子了」，這時已經失去了差別刺激的意義，因為金姆沒有適當回應這個指令。現在金姆已經學到，她的媽媽只有在大吼的時候才是講真的。給予第一次的差別刺激或指令時就執行，可確保這些指令在未來是有效的指令和要求。

三、增強

正增強是隨著某個行為之後所給予，能導致行為出現頻率增加的任何事物。如果某個兒童因為清理玩具而獲得有機會看卡通的報酬，這個小孩未來就有可能會再次清理玩具。

正增強的類別包括：

1. 可食的，例如餅乾、巧克力、蘇打汽水；
2. 口語的，例如：「做得很好！」「你最棒！」「你乖乖地等，真棒！」；

3. 可觸的，例如洋娃娃或玩具車；

4. 社會的，例如搔癢、拍背、擊掌、唱歌等。

負增強是指在行為之後立即移除令人討厭的刺激，進而導致行為發生的頻率增加。就「你想要吃泡菜嗎？」的問題回答「不要」，是把泡菜從某個孩童的盤子中移開之後要求他表現的行為。對於不喜歡泡菜的小孩而言，消除令人討厭的泡菜味，會增加他將來適當說出「不要」一詞的可能性。

以下是另一個舉例：早晨的鬧鐘（非常令人厭惡的聲音）會增加我們起床的可能性，因為起床的行為會因為關掉鬧鐘增強。

在家裡

對父母有增強作用的事物不一定對子女有增強作用，謹記此原則很重要。不同的兒童也會喜歡不同的事物，如果某個小孩不喜歡巧克力，對這個小孩而言，巧克力就不會成為增強物。再者，增強物必須輪流使用，以確保其維持效力。吃餅乾的人不可能永遠只吃餅乾。有種種的增強物可供使用，可確保兒童不會對任何特定的增強物生膩，同時也能讓兒童選擇他想要的事物。

在增強兒童的行為時，我們必須在行為之後立即給予增強。這樣一來，兒童就能夠把增強物和特定的行為連結起來，而不會連結到之後發生的不同行為。例如，有個小孩正在學習對差別刺激「起立」做出正確反應，但他正巧感冒了，當教師說「起立」時，他站了起來，同時也擦了一下鼻子。教師接著以糖果增強這個孩子。下一週，在這個小孩康復之後，他被要求要起立。即使這孩子的感冒已經好了，他很有可能除了做出起立的反應之外，還會擦一下鼻子。立即增強兒童的正確反應或適當行為，可確保在未來會增加表現的就是這個行為。

相同的規則也應用於伴隨正確反應出現的不當行為。例如，如果有個孩子在佈置餐桌時的喃喃自語是自己刺激產生的，增強

作用會導致兩種行為都增加。為了避免這個情況，應提示孩子不以喃喃自語的方式（或所發生的任何其他不當行為）把這個任務再做一遍，然後才給予增強。

差別增強（differential reinforcement）是指，把最有效的增強物保留給最困難的任務。如果有個小孩很喜歡玩偶巴尼（Barney），就把巴尼玩偶留做獎賞，比如如廁訓練之後的獎賞。一天的活動也可以採用反向的喜好度順序來安排，以利每個活動都能增強下一個活動。例如，如果某個孩子在遊戲時段必須做完拼圖、著色和堆積木，他討厭拼圖但是喜歡著色，則其活動排序依次如下：堆積木、拼圖、著色。完成拼圖之後的著色能力，將會發揮自然增強物的作用。

最後，應該盡快試著使增強物褪除（fade）成更自然的增強物，例如，得到玩具或活動比得到食品更自然，為使口頭讚美能加重增強作用，可以同時給予讚美和食物，然後再慢慢減去食物。請記得，我們的聲調比實際說出的字詞更有增強的力量。據說，對一個美國人而言，法國人的說話聽起來很吸引人，而英國人則聽起來更正經。老闆可以對員工說他（她）做得很好，但是語氣聽起來還是頗不滿。當父母真正的意思是讚美時，兒童可能會把「你考得很好」詮釋成安慰。因此，應該以愉快的語氣讚美孩子，以確保他們知道，對其所說的話是讚美和鼓勵。

四、提示

提示是跟著指令所給予的協助，以利引發或確保期望的反應或行為。雖然我們在提示時希望盡量不明顯（為了促進兒童的獨立性），然而使提示能有效教導兒童應該做哪些事情很重要。

教師和治療師所使用的各類提示都很容易執行，也可以在家使用以教導及增進子女的適當行為反應。

30

(一) 口頭的提示

　　口頭提示很難褪除。自閉症兒童常常變得很依賴口頭提示，期望這些提示能指出某個活動的下一個步驟。例如，學齡前兒童常會遵從「玩拼圖」的指令，可是他們會等著聽第二次的指令下達，直到每片拼圖已經倒在面板上才會動手。因此，口頭提示最好只用於引起口頭的反應，例如，當詢問兒童他要什麼東西時，對其答案的最適當口頭提示是向兒童說：「比如，我想要玩」，然後把這個提示褪除成「比如，我想要……」等等。

(二) 肢體的提示

　　肢體的提示能引導兒童透過肢體的接觸完成某項任務。這可能意味著以手把手的方式教導兒童把積木放到桶子裡，或者輕拍肩膀提醒兒童伸手去拿叉子。

　　雖然肢體的提示看起來比較明顯，但是最容易褪除。這類提示應該被用於教導兒童完全獨力完成的各種任務，例如穿衣、如廁、擺餐桌、玩拼圖、玩形狀分類器（shape sorters）等等。比如為了提示兒童完成形狀分類，可以拉著兒童的手，把每個圖形放在應該放的格子內。以下是其褪除提示的方式：

1. 覺得兒童已經能掌握了，就放鬆拉著的手。慢慢讓他獨力進行，僅在兒童做不來時才拉著他手做；

2. 過了一會兒，兒童只需要你扶著他的手腕來拿圖形；

3. 之後，兒童可以獨力操作的程度達到，你只需要不時輕拍他的肩膀來提醒他繼續完成任務；

4. 最後，這些提示可以整個褪除，兒童應該不需要任何幫助就能夠玩形狀分類器。

(三) 視覺的提示

　　視覺的提示和視覺的差別刺激很類似。這是寫的或畫的符號，

用來標示某個指令。例如，要求兒童從衣櫃取出自己的毛衣時，可以給她一張毛衣的圖畫，她就比較不可能在路上忘記被要求的事。此提示可用於兒童要取得的任何事物。視覺提示不像視覺的差別刺激，它代表的不是主要指令，相反地，它是用來幫助兒童學習對指令做出正確反應的工具；而且，此工具在兒童開始正確反應時就該被褪除。

(四) 位置的提示

位置的提示是視覺提示的一種。某件物品的位置可發揮視覺線索的作用。例如，放在門口的空垃圾袋，可以是提示兒童其家務工作的位置提示。兒童看到袋子，就會記得在出門前檢查屋內所有的垃圾桶，然後把垃圾清出屋外。位置的提示常用於教導兒童配對的能力，例如，符合兒童手中物品的另一物品跟其他物品一起放在桌上，但是該物品的位置刻意離兒童最近，以暗示那是最佳的配對物。

(五) 示範（或動作）

示範即一步一步地真正做出期望兒童去做的事情，兒童則在旁觀察以利透過模仿而學習。另一方面，動作包括用手指點和面部表情，這些更不容易褪除，有時甚至是非刻意的。

最常見的非刻意動作是，在期待兒童提出口頭需求時，我們張開口做出嘴型。身為父母的讀者可能知道，小孩下課後想要喝飲料或想要特定的玩具時，父母不先滿足孩子的需求，而是提示他說出「我要果汁」或「我要小熊維尼」的話。於是，你沒有做出張口的視覺提示，他就不會要求這些物品，同時他也不會向你以外的任何人要求這些物品。避免這種情形的唯一方法是，盡量不使用無意圖的動作提示，以及在環境中非自然產生的提示。有用的動作提示包括揮手（見第六章增進親子溝通）、「來這裡」

的手勢,以及把手指放在唇上表示請安靜。

請注意,為使提示有效,提示必須立即在差別刺激之後提出（請參考有關執行整個差別刺激的舉例,在該案例中,金姆一直在廚房敲打鍋子）,給兒童正確的提示,可確保其順利完成手邊的任務。尤其當活動是有難度的任務時,因提示而達成任務,能降低與任務有關的焦慮,增加獲得口頭讚美和酬賞的機會。而如果我們覺得會成功,就會更快速、更愉快地學習。

對於提示之後產生的反應,應該提供比針對獨立的反應更弱的增強,而且提示應該盡快褪除,以利增加兒童的獨立自主性。

五、類化

當某個特定情況下所表現的行為在其他類似的情況下也會發生時,就產生類化。例如,媽媽教導強尼在接到媽媽給的餅乾時要說:「謝謝您」,如果奶奶給他玩具、姊姊分他零食吃等等情況下,強尼都會說「謝謝您」,這個行為就類化了。

類化也意味著某個反應產生主動的新變化。例如,強尼有時說「謝謝您」,有時說「謝謝」,有時則說「真好,非常謝謝您」。

行為只有在類化之後才發揮功能。如果某個小孩只用特定的湯匙吃飯,我們無法確定他會恰當應用餐具。因此,類化是學習最重要的部分之一。

在家裡

如果學校所教的技能可以在家裡練習,類化會發生得更快。而即使技能本來是從家庭習得的,也需要類化。

類化的類別包括:

1. 跨對象的類化,例如,兒童可以回應媽媽、教師、陌生人,

以及碰到的任何人；

2. 跨情境的類化，例如，兒童可以在家裡、在學校、在公園、在商店，以及在整個社區各處做出反應；

3. 跨各種差別刺激的類化，例如，兒童可以回答「你住哪裡？」和「你的地址是哪裡？」這兩個問題；

4. 跨反應的類化，例如，兒童對以上問題的回答是「史密斯大道 123 號」和「在皇后郡」；

5. 跨時間的類化，意指兒童在一生中每天都記得也都能表現這項技能。這種類化也稱為「維持」。

類化不一定會自然發生，為促進類化，有必要在家裡的不同房間和社區的不同地點，和不同的對象一起練習技能。應該盡量自然地跨環境和跨對象增強技能。兒童在所剩的童年時期無法每投球一次就得到一顆糖，但是他可以很自然地受到拍背、「投得很棒」或「合作無間」之類的口頭增強。自然的增強物會促進類化，幫助兒童長期維持行為和技能。

34

六、塑造

塑造的技術是用來教導兒童原未具有的行為，而且，該行為如果要全部一次學會，對兒童而言會過於困難。要塑造某個行為時，該行為的教導係透過對期望行為累積連續漸進的行為（successive approximations）。每個漸進的行為在學得精熟之後，就會繼續延伸直到全部的行為都已熟練。塑造的舉例如下：

步驟一： 卡拉因為發出「mm」的聲音而被增強。

步驟二： 卡拉因為發出「mma」的聲音而被增強。

步驟三： 卡拉因為發出「mmam」的聲音而被增強。

步驟四： 卡拉因為說出「mommy」一詞而被增強。

要求卡拉一開始就能說出「mommy」一詞是不公平的。其發

音超出了她的能力和口語能力，如果要求卡拉一下子就學會跟著唸，對她而言是不可能的，而且她母女兩人都會覺得很挫折。逐步教導卡拉這個詞的近似發音，慢慢塑造她的行為，能讓她獲得成功、得到增強，而且能以她自己的速度來學習。（請注意：如果褪除食物的增強物，卡拉的媽媽對她的發音學習是最適當的自然增強物。）

七、連鎖

連鎖和塑造很類似。連鎖是指行為的教導係透過把行為分割成小部分的技能，然後一次只教某一小部分。如此一來，兒童會以原來已經學會的行為做為基礎，來學習新的行為。其實施程序可分成兩種方式：

(一) 順向連鎖

當學習的步驟朝向完整的行為而去，就是順向連鎖。以下舉例是關於如何應用順向連鎖教導兒童製做三明治。請注意：兒童會以一般的製程來學習各部分的技能：

1. 在盤子上放一片麵包；
2. 在麵包上放一片火雞肉；
3. 把芥末醬塗在火雞肉上；
4. 在芥末醬上放一片生菜；
5. 在生菜上放一片蕃茄；
6. 把另一片麵包放在蕃茄片上以完成三明治，然後就可以吃了。

先教兒童第一個步驟；她熟練第一個步驟之後，再教第一、二個步驟；在這些連續步驟已經熟練得像連鎖反應之後，再教她第一、二、三個步驟，依此類推，直到她知道如何以完整步驟做

出三明治。許多複雜的行為都可以利用順向連鎖在家裡教給孩子
——例如擺餐桌、如廁、淋浴等等行為。

(二) 逆向連鎖

如果行為的教導是從最後一個步驟開始，然後逆向進行直到
第一個步驟，這就是逆向連鎖。此方法帶給學生更快的酬賞機會，
同時也會產生增強的作用。以下同樣是製做三明治的舉例，但這
回採用的是逆向連鎖。請注意：兒童是以逆向的程序學習以下各
部分技能：

1. 把另一片麵包放在蕃茄片上（三明治的其他部分應該已經
   備妥）以完成三明治，然後就可以吃了；
2. 在生菜上放一片蕃茄（三明治的前製製程必須已完成），
   再把另一片麵包放在蕃茄片上以完成三明治，然後就可以
   吃了；
3. 在芥末醬上放一片生菜，然後繼續完成第二個步驟和第一
   個步驟；
4. 把芥末醬塗在已備妥的火雞肉上，然後繼續依次完成第三、
   二、一個步驟；
5. 在已經備妥的麵包上放一片火雞肉，然後繼續完成三明治
   的製作，就可以吃了；
6. 從頭到尾獨力製做三明治。

36

雖然逆向連鎖看起來比順向連鎖更複雜，但它教起來比較容
易。在逆向連鎖的程序中，我們只期望兒童一開始能完成整個程
序的最後步驟。一旦完成最後步驟，最後成果是什麼就變得很明
確，而要求兒童做到的任務或步驟也就變得有作用。在上述舉例
中，兒童先學會把一片麵包放在已經備妥的三明治上，就會明白
自己已經做出了一個三明治。甚至增強物也是自然的——兒童這
時可以吃掉三明治。

在連鎖某個行為時，如果有必要，可在兒童身後用肢體提示每個新的步驟，以利增加兒童的獨立性（請記得：口頭和動作的提示比較難褪除）。

八、結語

如果深入研究其內涵，學習理論和應用行為分析會變得非常複雜晦澀。然而，透過學習這個領域的一些術語及應用專家所用的一些技術，家長可以營造一個子女能夠學習和成長的家庭環境。

無論我們採用分立練習訓練法或隨機教學法來教導兒童，本章需要記憶的術語如下：

_37_

Sd 或（差別刺激）： 能刺激兒童產生反應的指令，例如，「放下你的帽子」。

增強： 如果在行為之後給予，能導致行為發生的頻率增加之任何事物。例如，卡拉的行為表現一出現良好紀錄，就給她冰淇淋吃。

提示： 為確保兒童反應正確所提供的協助。例如，透過手把手方式教導大衛完成拼圖。

類化： 在不同情況下表現所需的不同行為和反應。例如，如果老師在學校問：「你好嗎？」戴倫會回答：「我很好，謝謝！」如果朋友在公園問：「嗨，怎麼樣啊？」戴倫會回答：「太酷了！」（I'm cool）

塑造： 增強某個行為的連續漸進行為，直到熟練整個行為。例如，教導卡拉說「mmm」、「ma」，然後「mommy」。

連鎖： 對於複雜的行為，一次只教一個步驟。例如，先教導莎拉如何把盤子排在餐桌上，其次教她如何擺盤子和刀叉，然後教她擺盤子、刀叉、杯子等等，直到她學會自己一個人把所有餐具擺好。

　　對於在家裡發生的各種狀況及各項互動而言，如果你開始自問：「我可以應用哪些技術來持續幫助我的孩子？」你就會開始養成良好的教導習慣。整天練習使用這些概念，在一段時間之後就可以幫助孩子形成第二天性。當你熟練這些行為技術的應用之後，之前的困難任務和日常活動應該會進行得更順利，各方面也變得更簡單。應用這些技術的其他方法會在整本書中舉例說明。

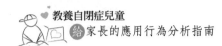

CHAPTER ③ 安排孩子的自由活動時間

一、前言：遊戲為什麼是發展的重要部分

　　所有兒童都會以不同的程度參與遊戲活動。這些活動是得到樂趣的方法，而且有助於增進兒童的發展。不論其認知功能和語言能力的差異，自閉症兒童都可以學會安排自己的自由活動時間，以容納大量遊戲及其適度參與。

　　教導自閉症兒童如何恰當地遊戲，有許多好處。自閉症兒童往往很拙於用有意義的正確方式和同齡的兒童互動，針對遊戲來教導，能使他們學會同儕互動的各方面正確行為。如果這些技能是經過類化的，而且家中手足也能參與，對家庭也會有益處。如果自閉症兒童要和手足一起練習遊戲的技能，會擴大其社會化的機會，然後可以把技能再類化到其他情境。

　　自閉症兒童在遊戲場、家庭度假、生日派對等之類的團體聚會場合，往往會覺得不自在。缺乏了解會使兒童被排除參與活動，被排除獲得注意和適當表達自我的機會。如果學會參與團體遊戲或活動，他在那段時間會比較不可能產生不當行為——不論是自

40 我刺激或吸引注意的行為。教導如何遊戲會使兒童融入遊戲之中，而不至於需要額外的注意和個別的活動安排。

如果有休閒時間卻沒有安排任何活動，休閒時間會非常難以管控。父母常會注意到，如果講電話、準備用餐，或者從事任何事情，可能會使他們無法專心看顧小孩，這類事情就難以做好。在這些情況下，家長發脾氣和子女固執的行為往往會增加，進而產生挫折感。父母和子女都需要休閒時間。教導休閒娛樂的技能會使休閒時間對兒童及其照顧者都受益。

遊戲也是獲得他人注意和增進有意義溝通的妙方。手足可以透過一起遊戲而凝聚彼此的情感；分享遊戲時間，也有助於淡化對建立親子關係可能造成挫折的溝通困難情況。

最後，自閉症兒童必須一直練習很多技能，如果這些技能要成為他們的基本能力的話。玩遊戲能成為和同伴練習已熟練技能的有用方式，如果一些技能可以透過遊戲而練習及獲得，學習會變得比較不僵化、比較自然。學習任務的呈現方式不同，兒童表現的抗拒就會減少，學習也就變得更有趣味。

總之，能針對不同理由而規劃兒童的自由活動時間，是件重要的事，例如：

1. 因為這些活動適合年齡；
2. 為增加和同儕與手足的互動；
3. 為減少在團體情境的不良適應行為（如遊戲場、生日派對）；
4. 為教導休閒娛樂時間所需的技能；
5. 為增加適切的社交能力；
6. 因為它有助於建立正向的關係；

41
7. 因為它是獲得注意的適當方法；
8. 因為它是和同伴練習已熟練技能的有用方式；
9. 因為它是呈現學習任務的新方法：教導重要技能和有教育性的任務。

二、遊戲的功能層次

　　評量遊戲的功能層次，可確保兒童習得適合年齡的技能和社交能力。關於玩遊戲，所有兒童都會經歷相同的階段。這六個階段的遊戲是根據以下列出的兒童行為功能層次：

(一) 物件操作或獨自遊戲

　　物件操作（object manipulation）是指學習如何獨力正確操作玩具。這類遊戲方式也稱做獨自遊戲（isolated play），因為兒童必須在沒有同伴的情況下獨力進行物件的操作。

(二) 並行遊戲

　　兒童有能力正確操作幾個玩具之後，他可以學習在同伴旁邊玩玩具，在並行遊戲（parallel play）的情況下，雖然兒童彼此近距離玩遊戲，但每個兒童操作的是自己的、個別的玩具。

(三) 合作遊戲

　　合作遊戲（cooperative play）是並行遊戲的延伸，參與這類遊戲的兒童會開始分享東西。例子之一是，要兩個兒童在大本著色簿上著色，並且分享蠟筆；另一個例子是兒童一起合作以完成地板上的拼圖。

(四) 輪流遊戲

42

　　輪流遊戲（turn-taking）是一種合作遊戲的型式，包括清楚知道自己正在和另一個人玩遊戲。要件是必須等待輪流和分享東西。

(五) 團體遊戲

　　兒童養成輪流的習慣之後，就可以教他們玩團體遊戲（group

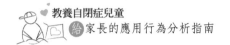

games），或者以這類遊戲做為教導輪流參與活動的方法。類似搶椅子遊戲（musical chairs）之類的某些團體遊戲完全不需要輪流玩，在這類遊戲中，互動的人數會擴充到兩個人以上。

（六）裝扮遊戲

裝扮遊戲（pretend play）乃利用想像力來證明物件、情緒和（或）屬性的功能。以茶具餵泰迪熊和洋娃娃是常見的裝扮遊戲戲碼，打扮演出家庭或學校的活動則是另一個例子，甚至沿鐵軌推著玩具火車走和模仿口哨的聲音，都可被視為裝扮的遊戲。雖然裝扮的遊戲是各玩遊戲階段中所需認知層次最高的，但它可能會伴隨或甚至早於某些其他的遊戲階段出現。

自閉症兒童往往能展現零碎的天賦技能，例如，某個兒童可能有語言障礙，卻能輕易完成超出其被認定能力的拼圖。因此，在評量兒童關於遊戲的功能行為層次時，我們永遠不可以假定，由於兒童已能表現更高階的能力，其低階的技能應已熟練。六個層次中的每一種遊戲都是兒童發展的重要部分，即使更高層次的遊戲階段已經出現，也還是應該一一教會兒童各層次的遊戲方式。此層次序列是評量兒童發展的好方法，也是引導兒童透過遊戲活動盡量進步得更平均的好方法。

43

三、評量先備能力

在決定某個特定活動是否適用於某個兒童之前，必須採取的重要步驟之一是評量這個活動所需的先備能力。如果兒童無法表現某項先備能力，她就無法進行指定的活動，而教導該活動就會導致挫折，使兒童厭惡該活動。然而，已知的能力不一定需要當做先備能力來教。我們在了解某項技能是某項活動的必要能力之後，其教導可以透過以該技能為焦點，在整個遊戲歷程中增強。

此一詳細焦點能對兒童提供重要回饋，並且當兒童的能力進步時能帶給父母鼓勵。

列為目標的能力包括下列（請注意：有些能力項目會和前述遊戲層次的某幾類重疊，其他能力項目沒有專屬的階段，但會出現在各種活動和遊戲的情境中）：

1. 注意
2. 物件操作
3. 動作技能
4. 輪流
5. 觀察式學習（或模仿式學習）
6. 遵行指令
7. 有條件地遵行指令
8. 做選擇
9. 分享
10. 運動精神
11. 帶頭玩遊戲
12. 合宜的意見表述
13. 類化

在深入探討教學方法之前，有必要進一步詳細討論這些能力。　*44*

(一) 注意

這項能力通常都在一對一的情境中做練習。但是就達到類化的目的而言，把團體情境中的參與行為列為目標很重要。如果兒童在團體活動之類高度令人分心的情境中，還能夠維持注意力，他就更能集中注意和學到更多。除了大量增加學習機會之外，這項能力可做為重要的社會技能，並且激發進一步的功能性互動。教導兒童在單一活動的整個過程維持注意力，是件重要的事，這可以增加專心的時間，使注意力從上一個活動轉換到下一個，進

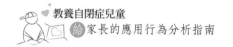
而使兒童以比較不抗拒改變的態度來安排自己的自由活動時間。

教導注意力的某些遊戲建議如下：賓果遊戲、樂透數卡牌遊戲（Lotto games）、「企鵝曳步」（Penguin Shuffle；Milton Bradley 出品），以及「蜜蜂跳舞」（Bopping Bee；Fisher-Price 遊戲公司出品）。

(二) 物件操作（或動作技能）

隨著動作技能的發展，兒童可以開始參與許多新的活動。除了教兒童如何玩特定的玩具之外——例如形狀分類器、木琴、串珠，我們可以教導兒童這些遊戲所需的動作技能。粗大動作是指四肢的任何一種大動作，這些動作是必要的，才能夠打鼓或敲打前述的木琴。精細動作是更細微的動作，例如，正確握取圖形以利操作形狀分類器，或者手指的撥動能靈巧到串起珠子。

教導動作技能的某些遊戲建議如下：著色、串珠、類似擲球和踢球的球類活動，以及「完美」形狀分類板（Perfection；Milton Bradley 出品）。

(三) 輪流

45

除了當做一些遊戲的先備能力之外，輪流也可以在合作的遊戲中發揮減少不良適應行為的作用。與其發脾氣，兒童將學會等待，然後隨著增加正確的遊戲技能而被自然地增強。

教導輪流技能的某些遊戲建議如下：堆積木、「農莊賓果」（Barnyard Bingo；Fisher-Price 遊戲公司出品）、「糖果樂園」（Candyland；Milton Bradley 出品）、「分豆子」（Don't Spill the Beans；Milton Bradley 出品），以及「疊疊樂」（Topple；Pressman 出品）。

（四）模仿的能力

模仿的能力能給予兒童進行觀察式學習所需的工具，進而增加其獨立性。對於能夠從周圍其他個體來模仿及學習的兒童而言，教學時要給予他們更少的一對一教學及個別化的注意。學會模仿的兒童，能夠只靠著觀察而在融合的情境中跟上同伴。

教導模仿技能的某些遊戲建議如下：模仿領袖、培樂多黏土（play doh）、「賽蒙遊戲機」（Simon；Milton Bradley 出品）、堆積木。

（五）遵行指令

遵行指令的技能可以增加服從性，並且發展認知能力。如果在類似「老師說」（Simon says）的遊戲中教導此技能，遵行指令的活動會變得有趣，而且遇到的抗拒比較少。在認知能力上，有條件的指令遵行更困難。下列是有條件地遵行指令活動的陳述句舉例：「如果你穿了一件藍色上衣，請向前走三步。」有條件地指令遵行是派對遊戲「可以動嗎？」（Mother, may I？）的主要部分，活動進行時，主持人站在房間的一端，其他兒童則貼壁站在另一端。兒童們輪流向主持人發問：「媽媽，我能不能……？」（例如：向前走三大步、向前跳一步等等）主持人可以答應或不答應請求。如果不答應，主持人就必須下不同的指令（例如：「不可以，而且你必須向後退一小步」），誰最先碰到主持人，誰就是勝利者。請注意：根據兒童的程度，請求和命令的難度可以有所差異。

教導遵行指令的某些遊戲建議如下：Fisher-Price 遊戲公司出品的「釣魚去」，以及「老師說」、「紅綠燈」、「可以動嗎？」

如果是玩「紅綠燈」遊戲，主持人要站在房間的一端，其他兒童則貼壁站在另一端。主持人輪流擔任，他的眼睛要閉起來然後大聲說：「紅燈、綠燈，一、二、三。」這時，所有兒童都要

46

跑向主持人然後停住，主持人一唸完指令，就立即轉過身來，如果被他看到有人在動，動的人就要回到起點線。遊戲會一直進行到某個小孩碰到主持人，贏得勝利，然後他就成為新的主持人。（譯註：此遊戲類似我國兒童常玩的「一、二、三，木頭人」。）

（六）做選擇

做選擇是外顯可見的技能，幾乎在進行任何圖板遊戲時都能練習此技能。兒童可以根據形狀、顏色或物件，來選擇她在遊戲中要移動的東西。有時，遊戲本身就會要求兒童做選擇，尤其在團體情境中上演的裝扮遊戲，更是這種情況，例如，兒童常常會彼此詢問，對方喝的茶要不要加糖；又如，在公園中，兒童可能必須在鞦韆和溜滑梯之間做選擇。做選擇的能力會增加獨立性並發展個體性。

教導做決定技能的某些遊戲建議如下：模仿領袖、Mattel 出品的「暈頭的烘乾機」（Dizzy Dryer）、著色、串珠。

（七）分享

給朋友加油打氣、做個良好的輸家，以及分享玩具和東西的能力，都是被人欣賞的益友特質。這些特質是了解他人感受的關鍵第一步，並且使兒童以有意義的合作方式共同學習和遊戲。

47 　教導運動精神的某些遊戲建議如下：搶椅子遊戲、傳過去（hot potato）、Parker 兄弟公司出品的棋盤遊戲「抱歉」（Sorry）、Milton Bradley 出品的棋盤遊戲「麻煩」（Trouble），以及 Milton Bradley 出品的「大嘴先生」（Mr. Mouth）。

（八）帶頭玩遊戲

帶頭玩遊戲的技能，可以在那些已經安排適當遊戲的活動中教給兒童。這些帶起活動的能力，使兒童在社會互動方面變得更

果斷，以更確保他的獨立參與。另外，此技能也使兒童更為主動發展友誼。

如果要教導帶頭玩的能力，必須確定所採用的活動可讓兒童玩得滿意和高興。

(九) 合宜的意見表述

對說話流利的兒童而言，如果想要融入比較不受約束的環境，合宜的意見表述能力會是非常重要的焦點。合宜的意見表述能力包括：適當回應他人意見和提起話題。可學習到的對話技能包括：提問（如：「你想要用紅色的蠟筆嗎？」）、提出意見（如：「畫紙在教師的桌上」）、讚美、問候、建議，以及炫耀（「看看我的畫」或「看看我的紅色新衣」）。

教導合宜意見表述技能的某些遊戲建議如下：著色、培樂多黏土、Milton Bradley出品的「飢餓的河馬」（Hungry Hippos），以及「房屋」（house）或「品茶派對」（tea party）。

(十) 類化

類化是所學全部技能中最重要的部分。兒童必須在各種情境中針對各種對象應用其遊戲技能，以利使該技能成為有作用的既有能力。

可以利用形狀分類器、拼圖、立體書（pop-up），以及其他玩具來教導獨自遊戲及完成任務。這些相似的玩具可被用來學習分享。教導分享的某些遊戲建議如下：車庫拍賣和樂器演奏。

48

教導各種學業能力（如：分辨顏色、認識字母、數數、配對、指出身體各部分、日常生活的能力、社區服務工作）的某些遊戲，建議如下：Parker 兄弟公司出品的「串字遊戲」（Boggle Jr.）和「集櫻桃」（Hi Ho！Cherryo）、Milton Bradley 出品的「拗口令」（Twister）、賓果遊戲、樂透數卡牌遊戲、Fisher-Price 遊戲

公司出品的「奧利餅乾圖形配對」（Oreo Matching Middles）、
Ravensburger 出品的「蝸牛競走」（Snail's Pace Race）、Play-
skool 遊戲公司出品的「洋芋頭先生的死黨」（Mr. Potato Head
Pals）、超優學校（Super Duper School）公司出品的「大嘴動一
動」（The Mighty Mouth Game），以及 Media Materials 公司出版
的「八陀螺」（Eight Spin）和「見證遊戲」（See Games）等。

四、採用的教材

　　為兒童選擇遊戲時，必須謹記的是兒童的個人能力。所教導
的遊戲技能必須適合兒童的玩遊戲層次，再慢慢納入更多的規則
和遊戲技能。以下是採用不同教材以適應不同需要的一些點子。

(一) 著色
　　利用易掌握的大枝蠟筆，著色簿可以包括簡單的圖案和圖形。

(二) 拼圖
　　以不同的拼圖搭配各種動作技能層次。有凸粒的拼圖比較容
易拿；較小塊的拼圖有助於發展精細動作。拼圖也可以用來教導
各種遊戲技能，它們可被用在物件操作的課程或當做輪流玩的玩
具，舖在地板的拼圖也可以用於團體遊戲活動。

(三) 串珠
　　珠串卡很容易掌握，串珠有各種形狀和大小。給兒童一盒只
有三分之一滿和一條線的串珠盒，可能會有幫助，這會縮短學習
任務並提供明確的目標，而學生此時會完成任務並進入下個活動。

(四) 記憶遊戲

許多公司都生產記憶的遊戲。選擇某個有圖畫或人物,而且能引起兒童學習動機的記憶遊戲。剛開始時,一次只使用少數幾張卡,如果有必要,就選擇那些可以輕易互相區分的卡片。

(五) 樂透卡牌

樂透卡牌上的圖畫包括顏色、數字、形狀、人物、景物、字詞等等。這些卡片可以根據個別兒童的需要來選擇,也可以利用它們來促進隨機教學。

(六) 搶椅子遊戲

可以教導兒童跟著音樂繞著椅子走,然後在音樂停止時坐下來。抽掉椅子的方式可以保留到日後再用。

(七) 農莊賓果(或任何賓果遊戲)

玩這個遊戲不需要用到所有的顏色(或數字片),可以一次只用一、兩個顏色(或數字片)來介紹這個遊戲。

(八) 「老師說」

這個遊戲可以從簡單的一步驟指令開始,進行時在每個指令前加上「老師說」這句話。最後,兒童會學到如何玩和如何帶領這個遊戲。在兒童準備好區辨「老師說」和「老師沒有說」之間的差異之前,可以把碰觸不對的身體部位當做「出局」的標準。兒童學過整個遊戲之後,同樣也會學到運動精神。

(九) 紅綠燈

說話流利的兒童可以學習玩這個遊戲的整個過程;可以教導說話不流利的兒童在適當的時間跑或停,使他們一樣可從這個遊

50

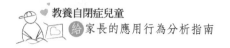

戲獲益。

五、進行任務分析

在認識遊戲的功能層次、了解該教導兒童哪些技能，以及選用了要教導兒童的玩具或遊戲之後，你就已經做好了開始思考教學如何發生的準備。應用行為分析的實施方式是，把技能分割成各個部分，然後一次只教一部分。為了分辨遊戲的各個部分，我們必須進行任務分析。以下是「大風吹」遊戲的簡單任務分析：

1. 音樂開始時兒童都站著；
2. 兒童隨著音樂繞著椅子走；
3. 音樂停止時兒童坐下來。

如果遊戲變得更複雜，任務分析的工作可能不會這麼簡單。對於步驟很長的遊戲，我們最好自己實際玩一遍，然後寫下在過程中要做的每一件事。在這些步驟都列出之後，就可以一次教一個步驟。

有兩種方法可用於教導連鎖的步驟和組織各技能的順序，以建立完整的玩遊戲能力。方法之一是以遊戲進行的順序來教導這些步驟。一開始，教學者要求兒童獨立進行整個順序的第一個步驟，然後提示兒童完成後面的順序並給予增強。接下來，第一、二個步驟由兒童獨立完成，以此類推。這個方法被稱為「順向連鎖」（見第 26 頁）。

串接各順序的第二種方法是，除了最後一個步驟之外，每個步驟都提示兒童，然後把最後一個步驟當做獨立表現的技能來教。接著，最後的兩個步驟由兒童獨力表現，以此類推。這個方法被稱為「逆向連鎖」（見第 27 頁）。逆向連鎖的優點是，它確實能幫助兒童更迅速方便地理解活動順序的意義和功用，然後兒童會因為獨力完成遊戲，而自然受到增強。

六、如何教導兒童正確玩遊戲

在教導自閉症兒童遊戲及正確的遊戲技能時，重要的是修正所用的教學策略和教材，並以同時有利教學和配合兒童的玩遊戲層次之方式來改變學習環境。

(一) 教學的技術

直接教學法中最有用的兩種方法是提示和增強。提示的使用是為了引發正確的反應，或者本節所指的期望的遊戲行為。這類教學所應用的兩種提示是肢體和動作的提示。

肢體的提示涉及到，碰觸兒童以引導她表現某項任務。雖然肢體的引導看起來比較明顯，但是它更容易褪除，因此更適合建立兒童的獨立行為。例如，如果我們希望教導兒童完成拼圖，我們應該以手把手的引導方式提示她，直到拼圖被完成，然後再讚美她做得很好。很快地，兒童只需要拉手腕引導、輕拍其手腕提示繼續、用手肘輕微引導，然後就完全不必提示。為進一步確保朝向獨立表現的快速進步，提示都要從兒童身後給予。這能讓兒童即使在提示者不在時，也會學習完成任務。

動作的提示涉及指示兒童完成指定任務的各種動作。這些動作可以是指向某個物件的行為，例如拼圖的圖塊或面部表情。動作的提示雖然看起來較不明顯，但卻更難以褪除。它們最適用於肢體的提示不實際，或者動作的提示可以自然發生的情境，例如，說再見的時候也會自然地揮揮手。揮手的作用是不需要褪除的提示，因為它最有可能在平常的情境下發生。另外，動作的提示也常被用來增強輪流的技能。

在給兒童提示時，務必採用最不明顯的必要提示，如此可促進兒童在遊戲中的獨立性。但請記得，提示只有在有效應用時，才會被認為是提示。然而，如果提示無法引發兒童做出預期的行

52

為，更明顯的提示可能有必要。

增強的給予應該在完成被期望增加的行為之後，增強可以只是簡單的口頭讚美或食物；可以是某個期望的行為或實物，或者兒童喜歡的一首歌。在給予增強時，請記得：對父母或手足有增強作用的事物，不一定對所教導的兒童是增強物。某個事物要有增強作用，它首先必須是兒童渴望的事物，如果不確定兒童渴望什麼，可以一次一件地評量各種事物。有些兒童有能力選擇自己的增強物，因此我們可以在一天之中都鼓勵兒童做選擇，如果兒童不斷選擇相同的增強物，就要鼓勵他變換一下。

給兒童的口頭讚美，要一直搭配實質或可吃的增強物一起應用。透過配對給予的增強物，比較無效的那一個會開始增加增強作用，例如，兒童會開始喜歡，甚至渴望口頭讚美，而之前他對口頭讚美不感興趣。再者，如果比較不喜歡的活動之後接著較喜歡的活動，也會產生相同的結果。因此，如果我們希望增加某個兒童堆積木的興趣，也知道這個孩子喜歡書，就會讓他（她）在堆積木之後讀書。連鎖的事件會導致兒童更頻繁接觸積木，因為他會期待接下來的有趣活動。

(二) 佈置環境

為佈置有利遊戲的環境，應選定一個遊戲區，然後以兒童會感興趣的玩具來佈置。請蒐集符合兒童程度的新玩具，並且每天定期教他們玩這些玩具。輪流更換遊戲區的玩具很重要，以避免兒童玩膩。當重新介紹這些玩具時，兒童一定會覺得新奇和興奮，而不會對某一個玩具感到很厭惡。這個策略也可以避免兒童執著於某一個玩具或遊戲。請確認，兒童容易取得的玩具是那些可以自己獨力玩的。請有技能地放置玩具：兒童常常玩某個玩具是因為它就在眼前。

請把遊戲區屏蔽起來，以減少兒童的分心並幫助他們維持專

心。遊戲區的位置有所改變則可促進類化。

(三) 激勵兒童參與遊戲活動

如果我們考慮到兒童的興趣，就比較能夠增加兒童的動機和樂趣。可透過向兒童介紹他們表示有興趣的玩具，來展開遊戲時間。先教導兒童只玩一小段時間，再慢慢增加正確操作物件所需的更長時間。可以把兒童的自我刺激行為重新引導為遊戲的技能，以使這些行為變得更適當。遊戲的形式是更被接受的、更受歡迎的排隊行為和堆積行為；此外，遊戲也可以把不被期望的行為改換成接納同儕，甚至增進合群性的有益行為。

舉例：排隊、堆積、平衡，以及轉動物件的活動可被改換成堆積木、以火車組件建造鐵軌、玩堆疊遊戲，以及玩賽車道上的玩具車。

七、各種教學用具

(一) 計時器

計時器常用於沒有特定結束時間的遊戲活動，例如培樂多黏土、著色、組裝火車。計時器停了表示告知兒童要整理玩具然後進入下一個活動的時間到了。聽到計時器的鳴叫聲時，可以透過肢體的提示告知兒童轉換活動。於是，兒童在轉換時的脾氣會減少，他們會學到以不錯的速度從一個活動轉換到另一個活動，而不會執著於某一個玩具。

54

(二) 腳本

對於說話流利又有口才，而且正在團隊遊戲中學習主動對話技能的兒童而言，書面腳本是有用的。雖然教導事先寫好的腳本，其本身毫無自發性可言，但這是建立合宜對話技能的第一步，並

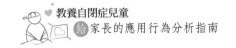

且往往容易類化到其他的活動。腳本的可能內容如下：

艾瑪：「看我畫的圖。」

大衛：「那是什麼？」

艾瑪：「我畫了一個男生。」

大衛：「我畫了一朵花。」

艾瑪：「花很漂亮。」

大衛：「我的花是紅色的。」

艾瑪：「我有一件紅衣服。大衛，你最喜歡的顏色是什麼？」

大衛：「藍色。」

在撰寫作腳本時，要謹記兒童的年齡。在決定哪些內容該納入腳本的對話時，觀察自閉症兒童同儕的正常發展往往有幫助。如果排練充分，這些句子會被類化到其他情境，然後變得更像是自發說出。再者，經驗證明，在經過一段時間之後，有些兒童會開始插入自己想到的句子，而這些句子原來並非腳本的一部分。

(三) 有教師或同儕的觀察式學習

教師要和兒童一起玩，並且重複示範相同的活動。透過確保所有家庭成員都一致示範相同的玩具和活動，教師就可以加快學習的歷程。

55

(四) 錄影片示範

錄影示範是觀察式學習的一種形式。父母可以把自己或子女玩伴正確玩耍的情形錄下來，包括錄下適當的聲音，例如，模仿玩具火車的哨聲，或在玩具電話上講「喂」。如果兒童在觀看螢幕時很專注，父母就不必在兒童背後提示他（她）要模仿影片中的動作。動作提示可以很快地褪除，接下來，影片的聲音也可以關掉。通常兒童會繼續自言自語，說出不同的話並加上新的遊戲用語。最後的步驟則是連影片也一起關掉。

（五）小組教學

在開始小組教學之前，教師先一對一教導目標活動是有效的做法，然後兩兩配對練習，最後才進入小組完成活動。分成小組之後，教師可根據每個兒童的需要，選擇一、兩個這一段學習活動的特定目標。這會讓小組時間較無壓迫感，而且教學進展更容易上軌道。教師可以針對相同小組的不同兒童鎖定不同的目標，例如，在玩記憶遊戲時，有的兒童可以專注於配對技能，有的兒童可以專注於輪流的技能，有的則專注在記憶。

（六）時間表

時間表使兒童的每天生活有組織、有秩序，引導他從這個遊戲活動換到下一個活動，而不需要進一步的引導或協助。視兒童的需要而定，時間表可以是文字或圖畫的。

在製作時間表時，可以在畫冊的首頁放上兒童能獨力完成及喜愛的活動之標題和（或）圖畫，下一頁則放上增強物。接下來告訴兒童如何使用時間表。先提示兒童打開畫冊的第一頁，拿出這個活動需要的教材，完成活動之後，把物品歸還到它原來在教室的地方。然後，提示兒童翻到畫冊的下一頁，取出增強物。在過程中，教師只使用肢體的提示來促進兒童的獨立性。如果有任何口頭提示隨著時間表給予兒童，兒童就不再是自己玩遊戲的情況了。不提供任何提示的模式建立了之後，可在時間表上增加一個活動。在呈現增強物之前，請確定一次只增加一個活動。總之，增強物必須總是在時間表的最後出現。

56

八、結語

遊戲是兒童發展非常重要的部分，為有利於安排兒童的自由活動時間，以納入適當的遊戲活動，了解兒童透過遊戲發展的各

個功能行為層次，以及能夠評量每個兒童的玩遊戲層次，是件重要的事。在選擇遊戲或活動時，要謹記完成該活動所需要的技能和兒童的能力及背景。請記得：幾乎任何遊戲都可以被修正到適合兒童的特定需要和能力。應該先進行任務分析，再進行到一步一步地教導遊戲或活動——透過應用本章所說明的不同教學技術。

實施兒童遊戲教學前，我們該自問下列問題：「我是否……」

1. 評量過先備能力？（這包括以選定的不同玩具或遊戲觀察兒童。）

2. 找出兒童的玩遊戲層次？

3. 訂出特定的遊戲目標？

4. 選擇及修正適用的教材？

5. 完成任務分析？

6. 選擇適當的教學方法？

7. 評量過增強物？（評量增強物，以確定兒童喜歡它們。只有如此，增強物才會發揮增加期望行為的作用。）

8. 設計資料報表或追蹤方式？（追蹤兒童的進步，以確定教學結果的客觀性，並有利於鼓勵兒童和執行這個遊戲教學計畫的個人。）

9. 思考朝向類化兒童所熟練能力的教導方式？

10. 有務實的期望？

如果期望超出結果，這不是兒童或父母的錯。在這種情況下，應該檢討目標，然後把目標分割成更簡單的步驟。重新訂定所瞄準的目標，可以讓兒童以個別化的速度和特意選擇的目標來學習，以確保其成功。

57

CHAPTER ④ 減少不良的適應行為

一、前言：更勝處罰的增強方式之益處

　　對父母而言，不良的適應行為也許是每天最難處理的問題。這些行為包括自我刺激、固執的動作、發脾氣、攻擊行為，甚至自虐的舉動。父母的本能會告訴他們，小孩不乖就加以處罰。但是，如果嘗試以處罰來減少自閉症兒童的不良行為，會有一些導致該方法較為無效的缺點。

　　為使處罰有效，處罰的施與必須在每次發生不良行為之後，否則就會造成因為某行為未被處罰，以致兒童躲掉處罰的例子。這幾乎無可避免地導致兒童還想再嘗試該行為，尤其在自我刺激行為會產生感官上的增強效果時。它也意味著，所有關心某個孩子的人都必須一貫地應用具體處罰程序，來確保處罰的成效。

　　處罰對管理者而言很容易，也可以很快改變行為──即使不是長期有效，因此，使用處罰手段的父母可能會發現自己更頻繁地訴諸處罰。處罰有可能被濫用和誤用。

　　處罰不一定會被兒童所諒解，而且還可能引發恐懼和攻擊的

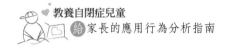
行為。它也可能導致把處罰者和處罰聯想在一起，當處罰者出現時，甚至處罰尚未施與之前，兒童的恐懼和攻擊態度就變得明顯。

兒童會從模仿來學習。兒童可能會模仿處罰的行為，並且透過模擬處罰的程序對自己或玩伴表現出來。

最後，處罰必須立即隨著目標行為而施與。如果行為發生了，但處罰被延後到父親回家時或母親有空時才執行，兒童可能不一定會記得為什麼被處罰。即使他在那時候能記得被處罰的原因，處罰的力量已經消弱，而無法減少不被期待的行為。再者，如果在處罰之前，兒童已經表現過更合宜的、更符期待的行為，處罰者可能會減少這些行為而非目標行為。

最重要的是，即使不能中止兒童的不良行為，處罰並不能建立任何良好行為。減少不良適應行為的重點應該是教導兒童以更適當的方式來達成期望。當著重於減少不良適應行為時，重要的是所選擇的策略不僅容易實施，而且也能給兒童許多機會學習正面行為，以及每次在產生新行為時都能受到讚美和肯定的增強。

在判定某個行為是不良適應行為而且需要列為目標之前，請記得，所有個體都會養成其他人不喜歡、不樂見的某些習慣，例如咬指甲和壓響指關節之類的行為。雖然這些習慣不受歡迎，但利用行為改變技術來減少他人的這些行為是不恰當的。

如何選擇應該減少的行為，其原則如下：

1. 此行為是否對沉陷其中（例如自虐行為）的個體有害？

2. 此行為是否對他人有害（例如攻擊）？

3. 此行為是否干擾學習？

4. 此行為是否會限制個體對其所在社群的接近？

挑出某個行為之後，通常不必使用處罰就可以減少其發生，而且也可以建立更適當的行為以取代之。

二、不良適應行為的一些成因

(一) 環境狀況

可能個體所處的環境是不怡人的，而他又欠缺改變狀況所需要的表達能力。如果某些行為在某些室內而非他處被觀察到，我們可能要檢查室內的溫度，以了解它是否對兒童造成影響。也許該行為是在兒童分心或迷惑時發生的（如：東尼待在有細花壁紙的房間就會轉圈圈；李到新的環境就會發脾氣）。身體的需要可能也是一種因素。例如，當要求某個小孩走路時，他就會身體不適。在這個例子中，著手進行介入方案之前，我們可能要檢查他的腿和體力。

(二) 醫學（或心理的）因素

同樣地，需要矯形的兒童可能沒有能力長程步行；不斷敲頭、打耳朵或拉頭髮的兒童，可能耳朵在痛；咬緊牙關不一定是因為牙痛；兒童發脾氣常常表示胃和消化器官有問題。在開始介入方案之後，第一個步驟永遠都是先確定孩子沒有生病。

(三) 學習任務的變因

有些兒童只是被逼得太緊。因此，永遠謹記兒童的能力和挫折忍受度，是件重要的事。督促可能會使兒童學得更多，但是逼得超出他的極限只會對涉及的每個人造成不幸和焦慮。要給疲憊的兒童午休時間；不可不給予適當的教學和提示，卻期望兒童完成對她而言太困難的學習任務。有時，當原本的學習任務得不到收穫時，應該讓兒童先順利完成另一個學習任務，然後再回到這個困難的任務。例如，如果某個兒童還無法專心作文，和他一起寫幾分鐘之後，先轉換到類似閱讀或拼圖等他有能力完成的任務，然後再回到作文上。如此可同時確保，兒童不會對某個活動覺得

62

很沈悶，也不會學到仇視自己認為很困難的活動。最後，請確定對兒童的要求是有功能的。例如，在用餐前和他一起擺餐桌，在睡覺前一起換衣服。

行為也可能產生如上述不容易分辨或應付的作用。為減少這類行為，必須設計具體詳細的計畫，然後所有家庭成員在發生該行為的所有情境中一致地執行。一致實施會增加該選定計畫的成效。請注意：以下是某些不良適應行為常見的作用，這些作用在設計及執行任何計畫之前都必須先確認。

(四) 自我刺激

自我刺激的行為是重複的動作怪癖，包括做鬼臉、盯著手看、拍手、拍東西、搖晃身體、弓著身體、搖頭晃腦、踱來踱去、眨眼睛、發出聲音等等。如果重複進行，這些行為會提供感官刺激——雖然不一定清楚受刺激的是哪個感官。例如：拍手可能是動作的刺激，但如果兒童在拍手時也瞪著手看，就也可能是視覺的刺激。由於這些怪癖所帶來的感官覺受，自我刺激行為最難以減少，因為其提供的內在增強與可給予的外在增強不相上下。

(五) 尋求注意

兒童的行為常常是為了尋求注意，兒童想要獲得或重新獲得大人的注意，於是做出不良的適應行為以吸引大人。有時，某個行為可能是從自我刺激的行為或疾病有關的行為開始，然後逐漸變成尋求注意的行為。例如，瓊恩一直用頭撞牆，結果她的耳朵就不痛了。以頭撞牆變成和舒服有關，然後開始帶有自我刺激的性質。只要媽媽聽到瓊恩用頭撞牆的聲音，就會跑進房間保護女兒、疼愛女兒。她會給瓊恩一個擁抱、搖著她，以及重複說著安慰的話：「我的寶貝，我甜美的兒女。」對瓊恩而言，這個結果非常具有增強力，於是她繼續把頭撞響。

(六) 逃避（或避免）

所有個體都會做出某種行為，以逃避或避免不想參與的活動。我們常發現自己在洗碗洗到一半去接聽完電話之後，就不會再回去洗碗；或者，把整理客廳當成藉口來逃避記流水帳。兒童也會表現類似的逃避行為。兒童可能會打破碗以逃避清理飯桌的工作，而大多數兒童都會試圖逃避寫功課。自閉症兒童可能更常利用不良的適應行為，來逃避不舒服的情況或避免困難的任務。

上述每一項作用的處理方式都不同。為了減少不良的適應行為，我們首先必須了解行為所發揮的作用，但有時這不是容易了解的事。某個行為可能看起來正在發揮某一種作用，但事實上卻有其他作用，例如某個女孩以頭撞牆的例子所說明的。為了認清到底是哪些因素造成行為的持續，我們必須透過 ABC 功能分析模式來檢視行為。

三、ABC 功能分析模式

64

ABC 功能分析模式旨在透過探究行為的前因和後果，以找出某個行為的成因。透過此模式分析行為的第一個步驟是，選擇某一項行為（請謹記上述選擇行為的原則），然後把該行為界定得愈清楚愈好。

(一) 行為

行為是指能夠非常詳盡描述的行動。行為的界定愈具體，就愈容易教導該行為。舉例如下：莎拉的媽媽覺得莎拉很難教，因為她總是不專心。雖然這看起來是似乎是可以處理的行為，但是媽媽到底期望莎拉怎麼做，其實非常不明確。注意力欠缺的程度很難評量，這是否意味著莎拉無法維持目光的接觸？這是否表示她不遵行針對她的指令和要求？或者，這是否表示，她會沒注意

到晚餐已經上桌了（或是父親已經下班回家了、洗好的衣服需要折疊等等）？以更具體的術語界定莎拉的行為並提供更多細節，能讓莎拉的媽媽設計莎拉能理解、也容易評量進步情形的小步驟教學計畫。以下表格說明，關於行為的一般陳述可以定義得更具體：

表 4-1

一般陳述	具體定義的行為
X 不專心。	X 在別人和他說話時，眼睛會看別處。
X 愛發脾氣。	X 一邊大喊，一邊跳腳。
X 總是亂跑。	X 在超市亂跑。
X 有攻擊性。	X 又踢又打。

65

(二) 前因

　　前因可被界定為，在行為即將開始之前所發生的任何事情，例如，有客人來參觀，莎拉卻開始發脾氣。行為被界定清楚之後，把不論何時觀察到的前因行為都加以記錄，是件重要的事。研究行為的前因，通常對於行為的起因分析都能提供許多洞見。在這個例子中，也許因為整屋子人的注意力從莎拉身上轉移到客人身上，而導致莎拉發脾氣。

(三) 後果

　　後果是指緊接在行為之後發生的任何事情，例如，莎拉哭得很大聲，媽媽給了她一塊餅乾。雖然原先是由前因引發行為，但是行為後的作用是維持行為。如果莎拉每次大聲哭泣就會得到一塊餅乾，她可能會哭得更勤。透過了解我們給某些行為所帶來的後果，以及該後果對這些行為的影響，我們就能以小心反應的方式，對於兒童在不安情境下的行為和反應產生長期的正面影響。

四、進行功能分析

為進行功能分析，先在容易接近的地方貼一張簡單的表格。如果孩子會在就寢時間發脾氣，這張表格就貼在臥房牆上；如果孩子很難走出屋外，就把表格貼在靠近前門處；如果用餐行為是要解決的問題，就把表格貼在餐廳，依此類推。這張表格應包括四欄：一欄記錄觀察該行為的時間、一欄記錄前因、一欄用來具體詳細描述行為，最後一欄則記錄後果。

行為一發生，就在表格填入時間。其他欄位可以在照料兒童的工作完成之後，父母有空時再寫。視行為的頻率而定，大約在一週之後研究這張表格，你應該就會看出某種行為模式的成形。

66

表 4-2

時間	前因	行為	後果

也有其他類型的表格可用來進行行為分析，但是上述表格通常最容易在家庭的情境中採用。其他的行為追蹤表還包括：旨在追蹤行為發生頻率有多高的「頻率分析表」（frequency charts），以及追蹤行為持續的時間有多長的「持續時間分析表」（duration charts）等等。對行為的追蹤，能讓我們開始偵測及了解行為的模式，了解引發（或維持）行為的連鎖事件，以及，在減少行為方面有很大的幫助。

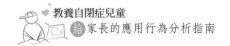
五、主動的策略

應用「前因—行為—後果」（antecedent-behavior-consequence, ABC）法，我們能以系統的方式操控前因和後果以改變行為。主動的策略是指操控或改變預示行為將要發生的前因。主動的策略可藉由避免行為的發生，在不良的適應行為開始之前即減少之。有各種方法可以做到主動的策略：

(一) 環境的改變

有時，改變環境就足以預防發生非期望的行為。例如，如果比利只會在聽到某一種巴尼音樂時才跑圈圈，但是他也喜歡其他的音樂，那就不要播放該音樂即可。如果唐娜愛舔紅色的玩具消防車，就讓她玩警車和校車，而且只在被看管的短時間內才允許她玩消防車。如果羅比在字母拼圖被拿走時會大哭，而且會爬上書架的櫃子找拼圖，那就把拼圖扔了。改變環境並不意味處罰，而是一種幫助兒童冷靜快樂地擴充興趣的方法，使兒童不至於為了有過度刺激作用但稍後可以再玩的玩具而分心難過。

但是改變環境不一定是解決方案。如果羅比會因為任何拼圖而大哭，他必須學習如何玩拼圖和忍受拼圖被拿走。我們不可創造一個兒童完全不聽音樂的情境，也不可創造一個家庭和朋友很難操控的環境。

(二) 常規的改變

許多兒童不是很拙於適應已建立的常規，就是很拙於改變它。即使是成人，在日子過得不如預期時，也會覺得難受，對自閉症兒童而言，這變成更嚴重的問題，因為他們可能尚未到達概念形成的階段。此階段會使他們理解，小的改變不一定表示完全不穩定。在家裡按作息生活，會讓兒童學到該從生活中期望什麼事情，

也會讓他們更容易從一個活動轉換到另一個。常規可包括早晨使用廁所和穿衣服的規矩、午餐時要做到洗手和擺餐桌，以及就寢時間說故事和擁抱的規矩等等。密切留意家裡的作息會讓我們注意到，兒童在一天之中的什麼時候會覺得不愉快。事實上，一些改變和不穩定是可以消除的。例如，在學校時，麗莎被允許在團體活動時間結束之後就可以吃午餐，而晚餐時間是每天的下午六點鐘。如果在麗莎的家裡，這是不切實際的期望，也許她可以期待晚餐之後就立刻洗澡。但是有些改變是無法避免的，重要的是，兒童能學習如何應付在其整個一生之中都會發生的改變。

68

在教導兒童如何適應改變時，要確保改變之前已先提醒兒童。每個兒童若能理解改變即將發生，就會有更好的能力來因應隨之而來的感受。再者，勿期望兒童能一次就適應許多的改變。應該先選定一項改變，致力於該項改變，然後再增加另一個。例如，如果約翰會發脾氣到浴室的門關上、餐廳的椅子連著排好，以及玩具箱保持他離開時的原狀，才會停止，那就立刻不要弄亂任何東西。首先，把浴室的門打開、不要關上，以便向他明示發脾氣的結果。在他已經好好地適應門開著或關上的情形之後，繼續處理椅子或玩具箱。重要的是關於兒童所處環境之安排，不應該廢除所有的決定，否則兒童將無法應付家庭以外的情境。然而，在教導兒童忍受改變時，謹記兒童的需要和感受度是有益的。

(三) 教導適應上的表達能力

兒童所擁有、用來幫助他適應任何困難或不安情境的最重要工具是表達能力。教導兒童適應上的表達能力，你可以讓兒童在飢餓時獲得食物、寒冷時得到溫暖、生病時得到醫療，以及覺得寂寞時獲得愛與關注。這些需求滿足了，不良適應行為的出現就會減少。

兒童不需要說話流利才能夠表達，為培養兒童適應上的表達

能力，請預覽第六章說明的所有一般表達方式。

以下是功能分析的舉例，它用到主動的策略也養成兒童的表達能力，以利減少不良的適應行為：

行為：提米不斷爬上冰箱。

前因：雖然在本例中父母並未記錄前因，但他們注意到，提米肚子一餓就會嘗試找出存放在冰箱上方的食物。

後果：媽媽把提米餵飽。

在這個故事中，提米爬冰箱的行為受到了增強。簡言之，他學到爬冰箱的結果是得到食物。為了改變這些連鎖事件，提米的媽媽得到了一些建議。提米只要一爬冰箱，就會被抱下來，再帶到屋子裡他原來站的地方，然後被提示去拍拍媽媽的手臂要食物吃（在提米的例子中，這個要求必須用說的），於是他的媽媽會立即給他一些東西吃。這樣一來，提米學到以更有功能的有效方式讓自己的飢餓被知道和滿足。兩個星期之後，已不再需要給提米提示。（請注意：把提米帶回他原來在屋內站的地方，是為了確定導致他得到食物的連鎖事件是恰當的。與其增強提米爬冰箱、要求及得到食物的一串連鎖事件，提米的媽媽接受的建議是，教導提米必須從他認定自己飢餓的當下提出要求，然後給他食物做為回應。食物的作用是自然增強物。）

(四) 對其他行為的差別增強

對其他行為的差別增強（differentially reinforcement of other behaviors, DRO）很容易給予，包括對兒童的「良好表現」記得做增強。每當兒童沒有出現不良的適應行為時，就要讓兒童知道他的表現很良好。然而重要的是，不要在給予增強時提到不良的適應行為。向兒童說：「我很高興你沒有在拍你的手」，我們只是喚起對期望減少的行為之注意；相反地，應該讚美兒童的正面行為，如：「你把手放在膝上，聽得很專注！」如此，不良的適應

行為沒有受到注意，正面行為反而受到適當增強。採用從 ABC 功能分析表所界定的具體行為，再加以反轉，我們可以列出對特定行為的口頭增強及讚美：

表 4-3

界定的行為	特定行為的增強
X 在別人和他說話時，眼睛會看別處。	我喜歡你注視我的方式！
X 一邊大喊，一邊跳腳。	哇！你一直這麼安靜！
X 在超市亂跑。	久等了！
X 又踢又打。	很好！安靜不亂動。

六、被動的策略

被動的策略是操控或改變行為後果的策略。緊接在愉快的後果之後所發生的行為，更有可能再次發生；未緊接在愉快的後果之後所發生的行為，則不可能再發生。重要的是，此處我們應謹記，兒童可能認為是愉快後果的事情，也許非常不同於成人既有、關於增強是什麼和應該是什麼的概念。例如，某個兒童因為沒有完成回家作業，常常被父親指責，這位父親把他的長篇指責視做口頭處罰，但兒子可能在被叨唸的過程中很享受來自父親的關注。這在父親是忙碌的上班族，沒有時間給兒子正面關注的情況下尤其如此，畢竟，即使負面的關注也可以成為正面的增強。

(一) 消弱

消弱是有選擇地忽視某項行為的行動。如此，兒童不會因為不良的適應行為受到任何增強。消弱不可以用於自我傷害的行為，並請記得，消弱不代表完全忽視某個兒童。雖然不良的適應行為

被忽略了，對其他更適宜行為的差別增強則應該給予。再者，與其他技術分開實施時，消弱通常不足以減少不想要的行為。其他與消弱合併使用的技術包括：干擾行為——尤其如果是自我傷害的行為、重新引導、教導適應上的表達能力等等。消弱是用於任何尋求注意行為的重要技術。

（二）干擾行為

干擾行為通常是把自我刺激行為一開始就中止的有效方法。要干擾某個行為，應盡可能以最不明顯的方式碰觸兒童，同時也確保有效的干擾。例如，如果兒童正在輕輕拍打，就用你的手覆在她的手上；如果兒童正在搖晃身體，就把你的手放在她的肩膀上；對於口頭上的自我刺激行為，就要求兒童做簡單的復誦，然後慢慢進步到提問和提出社會互動問題之類的更複雜話語。某個行為被干擾之後，就必須養成更適當的行為來取代它，以確保不良適應行為的自我刺激不會立刻恢復。這可以和重新引導的策略一起達成。

（三）重新引導

重新引導策略包括，引導兒童完成某項任務，而該任務不會出現非期望的行為。如果新選定的適當行為無法和非期望的不良適應行為並存，這個策略是有幫助的。如果拍手的行為被干擾了，就把兒童再引導到著色的活動；如果無關的喃喃自語被干擾了，就把兒童再引導到唱歌；如果搖晃身體的行為被干擾了，就把兒童再引導到包含走路、跑步或舞蹈的活動。重新引導要做得溫和快速。請記得：即使在重新引導時，也應該盡量讓兒童得到一點點關注，直到更適當的行為已經建立為止。

(四) 感官消弱

感官消弱（sensory extinction）被用來移除或減少由於表現行為而獲得的感官輸入；此外，它也常被用來防止自我傷害的行為。要特別指出的是，一直持續拉自己耳朵的兒童，如果已被診斷沒有體內的感染，或許可從頭戴式耳機獲益。頭戴式耳機可給予兒童和拉耳朵相同的感覺，卻安全適當。

七、常見問題的行為計畫舉例

（請注意：這些舉列的建議係針對特定的家長及兒童而提供。對每個與下列任一問題所描述的行為有類似表現之兒童，這些建議不一定證實有用。改變行為的計畫必須根據本章列出的原則個別設計。）

(一) 我的孩子會在超市奔跑，我該怎麼辦？

首先，教導孩子在叫他的名字時會回應：「什麼事？」他的聲音會透露出所在位置。同時，也要優先在各種情境針對各種對象練習「過來」的口令。確定孩子百分之百每次都會回應這個口令非常重要，這意味著無論何時叫喚這個小孩，你都必須貫徹及確定，第一次叫他時他就會過來（如果必要，可給予動作提示）。實際上，這也意味著，當你有空可去找到他時，也應該只做到喊他名字而已（例如：不要在洗碗洗到一半的時候叫孩子，你知道他不會回應而你也不會貫徹）。

如果我們已經在進行和某個口令不相容的其他行為，要回應任何一個口令總是更加困難。因此，要教導孩子聽從「停下」和「走吧」的指令。如果孩子正在奔跑，先向他說：「停下」，當他停止奔跑之後，就應該比較容易正確回應「過來」的口令。「停下」和「走吧」的口令可以透過孩子和手足同伴玩的「鬼抓人」

（Freeze Tag）遊戲來教導，以利學習起來有趣、有增強作用，以及更容易學。

要在所有環境中一致使用這些口令。雖然成人知道在公園奔跑很安全而在商店則否，兒童可能無法如此分辨。

最後，讓孩子參與購物的過程。超市是練習口語技能、指方向、做決定、給稱呼（感受的和表達的，如「把香蕉指給我看」），以及其他技能的絕佳場所。透過讓你的孩子從每個走道選一件物品，或者帶他去便利商店購物，你都可以進行教導和互動。讓孩子參與購物的活動，你也可以就他的守規矩給予增強，也可能事先預防他在超市奔跑。

(二) 我的孩子會把家裡所有的書都拿來翻頁，我該怎麼辦？

首先，訂下一些規則，然後遵行。藉由這麼做，你就不會太嚴苛，而是提供所有兒童所需要的原則，以利他們學習如何表現被期望的行為。家裡放其他家庭成員所讀珍貴圖書的書架，宜禁止擅入。這意味著任何時間孩子接近這個書架，就會被重新引導到另一個指定給他、有兒童讀物和（或）雜誌的書架。雖然這個規則很難實施，但孩子很快就會學到，他可以讀哪些書、不可以讀哪些書。

接下來，用動作提示他，一次只能從書架取出一本書。在他要拿下一本書之前，提示他要歸還手上的書。最後，每天花一點時間和孩子一起讀書。在這段時間中提示他，在翻下一頁之前，這一頁要停留一秒鐘的時間。在養成這個習慣之後，讓他開始學習停兩秒鐘，依此類推。如果是圖畫書，親子共讀是學習辨識物件和活動的好時機（這時也要強迫孩子每一頁停留的時間長一點）。

（三）我的孩子會吐痰，我該怎麼辦？　　　　　　　　74

　　在選定計畫之前，追蹤吐痰行為何時發生及其作用為何，是非常緊要的事。如果吐痰是為了尋求注意，就忽略它，但要教導及增強更適當的尋求注意方式。

　　如果吐痰的目的是為了逃離某項任務（躲避或避免），就忽略吐痰行為，但必須引導兒童完成任務。在這個情況下，你也可以教導兒童以更適當的方式來要求休息，或者對加在他身上的要求或命令說不。

　　如果吐痰是為了自我刺激，首先要透過執行復誦（見第六章）及其他的口頭問答，使兒童無法吐痰。吐痰和說話是不能並存的行為，因此前者必須停止。要非常謹慎地不直接針對吐痰來處理，因為這可能會無意中把增強加到維持行為的因素之中。如果被行為所刺激的是視覺感官，也許萬花筒會提供相同的感官輸入；如果被刺激的感官包括口和舌，也許糖果可以提供兒童所尋求的感官輸入。請記得：如果兒童沒有其他的活動可以從事，自我刺激的行為會增加。長途開車或搭巴士時，要給兒童一本書或玩具帶著。（要特別指出的是，如果其作用在減少吐痰行為，即使不合適的玩具也會變得更合用。）

八、結語

　　所有的計畫都應該結合對其他行為的差別增強來實施。兒童不僅需要學習如何不發生不良行為，也要學習如何舉止得宜。非常緊要的是，我們不會只阻止兒童的表達方式和對環境的反應方式，卻不提供她可替代的表達方法。行為計畫經過精心設計以適合個別兒童需要，內容一致又務實，以及結合替代的正面行為來教導兒童，更有可能會成功。

　　行為計畫不能確保不良的適應行為會一夕消失，你必須務實

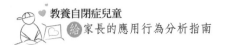

決定有哪些事項可以執行，以及期望看到什麼結果。心裡要一直準備接受，某個行為在變得更好之前會變得更壞。這是因為我們把新的要求加在兒童身上，她需要時間來學習如何回應這些要求。請記得：即使不良的適應行為在首次處理時並沒有增加，它也可能會隨著時間而減少。但是，如果某項計畫已經執行了一陣子，而且實際上不成功，我們可能只好重新檢視兒童行為的作用並重新評估此計畫，也許不同的計畫在減少不當行為和增加兒童正確行為方面會更有用。

75

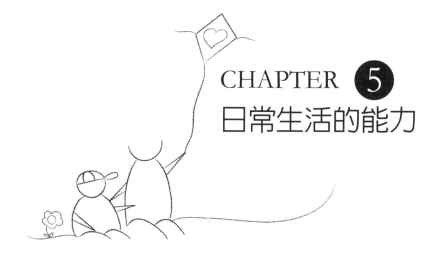

CHAPTER ⑤ 日常生活的能力

一、前言：增加兒童自信的有用暗示

　　任何父母都很難正確掌握這個分際：立即幫助自己的孩子，或者讓他們透過克服日常生活技能而學會獨立。被允許獨立學習的自閉症兒童比被教導要依賴父母協助的自閉症兒童，在家庭和其他社區情境中表現更強的適應能力。兒童愈早被要求獨立，他就愈容易學習日常自我照料和自我管理的必要技能。

　　兒童需要有機會戰勝自己穿衣、洗手、定時整理清潔、自己吃飯之類的任務，甚至必須在就寢時間自己上床睡覺。這並不意味父母被排除在照料子女之列，或者不必幫助子女學習適應獨立和正確執行這些任務。

　　子女有自閉症和（或）其他發展障礙的父母，很習慣於費心照料他們的孩子。雖然有時這是必要的，但重要的是謹記，包括自閉症兒童在內的所有兒童，都能從嘗試錯誤（trial and error）的引導學習中獲益。在孩子出門之前，讓孩子有機會學習自己穿衣；能容忍孩子學習吃飯時飯桌出現一片狼藉；在小孩努力試著爬樓

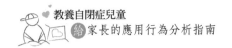
78　梯時，對他會摔下來和擦傷要有所準備。同時，在引導孩子邁向獨立生活及自理家務時，心中要謹記某些準則。

　　我們認為提示是最重要的教學工具，因為提示能確保兒童可以正確完成指定的任務。然而，自閉症兒童很容易變得依賴提示，為了增加兒童的獨立性，提示在使用之後必須盡快褪除。

　　對於已知並未超出其能力的任務，要讓兒童面對自己失敗之後的挫折。如果兒童能自己開門，就不要幫他開門。即使他遇到困難，向你求助，也要讓他克服這項任務，而後能在最後成功時覺得有成就感。不要教導兒童太快放棄。如果孩子要求喝果汁，讓他自己倒果汁，即使大部分的果汁可能會灑出來。讓孩子踮著腳尖去碰書架的高層，稍微幫他把鞋子脫掉，然後讓他努力學習終身需要學習的任務（同樣地，請確定所選的任務沒有超出孩子的能力，而且他在被要求完全獨立之前會受到引導而完成任務）。

二、養成健康的睡眠模式

　　所有兒童都會做噩夢，然後在半夜嚇醒進到父母的房間去睡。由於自閉症兒童可能很容易過度類化，這些兒童的父母在建立及執行就寢的規定方面，可能需要額外用心。大多數的自閉症兒童父母曾指出，他們的孩子有異常的睡眠模式，而且這些父母發現他們自己及其他家庭成員都睡不安穩。由於失眠，自閉症兒童自己在白天時可能會很疲倦，以致學校的課業學習可能會受影響。以下的一般建議，係針對如何幫助孩子建立更容易管理的健康睡眠模式。

79　## （一）設定較晚的就寢時間
　　父母會憑著本能要孩子在晚上七點半到八點半之間上床睡覺，但是很難整夜好好睡覺的兒童，其需要的只是較晚的就寢時間。

舉例而言，沙爾每天晚上八點鐘上床睡覺——對八歲兒童而言，這是合理的時間，但是每天清晨四點，他的父母都會發現他在客廳跳沙發。到了上午，沙爾和他的父母都累壞了。我們建議把沙爾的就寢時間挪到十一點十五分。在一段時間的適應之後，沙爾的睡眠時數和九點半就寢是一樣的，只不過他現在會在早上六點醒來，他和父母白天都能夠正常活動而不覺得累。

(二) 讓孩子帶一個喜歡的物品上床睡覺

兒童不想睡覺，常常是因為他要讀自己的書、抱自己的巴尼娃娃或敞篷小卡車等等。帶一個玩具上床睡覺不一定有助於入眠，但會讓兒童比較不討厭就寢時間。有時，尤其如果牽涉到手足的問題時（他們和自閉症兒童睡同一間房，明天要上課或考試，而且因為哄自閉症兒童入睡的噪音和騷擾而無法入睡），整個家庭一起減少就寢時間的壓力，稍後再真正解決入睡問題，會比較容易和更發揮作用。

(三) 花兩週的時間建立規矩及撫平孩子的脾氣

瑞奇的父母決定，不應該讓瑞奇再和父母睡在一起。他們了解，在瑞奇還小時就該打破這個習慣，於是選了一個休假週來訓練瑞奇必須整晚躺在自己的床上。由於瑞奇還是小孩子，父母認為他在晚上起來喝個水、喝個牛奶或要個擁抱是合理的。如果瑞奇哭了，他的父母會把門打開以確定他沒事，然後給他一杯水、坐在他身邊五分鐘，唱一支搖籃曲之後再離開他的房間。

第一天：瑞奇哭了一小時又二十分鐘。他試著打開自己的房門，卻發現門鎖著，他反覆撞門，嘗試出去。終於，他把自己累慘之後，在地板上睡著了。

第二天：瑞奇撞門大喊：「讓我出去！」經過兩個小時之後他睡著了。

80

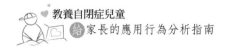

第三天：瑞奇反覆撞門五次，抽泣了一個小時，直到睡著。

第四天：瑞奇撞門一次，哭了五分鐘，然後去睡了。

第五天：瑞奇喝過水之後，在聽了五分鐘的搖籃曲之後睡著了。

　　雖然上述情節似乎很冷酷，但是瑞奇的父母總是進到房間來，確定他沒有口渴或生病。他們知道，在瑞奇長大之前，他們必須建立新的規矩。

　　在決定撫平孩子在就寢時間的脾氣之後，一定要選擇一個所有涉及的家庭成員都方便的計畫執行時間。規則訂出來之後，必須透過一致的執行來養成，因為規則若不能一貫地執行，它就無法變成常規。另外，也要確定孩子一直都很安全。不可忽視兒童自虐的行為，在孩子會自我傷害的情況下，必須想到替代的計畫。最後，對於孩子的行為在變好之前會變得更糟的情況，要做好心理準備。建立新的常規需要時間和耐心，雖然在身體和情緒方面不一定輕鬆，但這樣做是有效的。

三、如廁訓練

　　要展開如廁訓練計畫，家長需要付出大量的耐心和參與。忍不住便溺是可預期到的情況，而在計練期間，父母必須在家，以利整天定時帶孩子上廁所。如果父母親或其他負責的成人無法在家實施訓練，父親或母親可以每天撥出定量的時間來訓練孩子上廁所，直到孩子有所進步，需要全天的訓練計畫為止。

　　在進行如廁訓練的孩子應該要穿內褲，自閉症兒童尤其要穿。穿內褲會使得忍不住便溺時更不舒服，也給予兒童適當使用廁所的進一步動機。再者，內褲更有利於看出孩子已有尿意或便意（注意男生的曲膝動作和女生的分腿動作），需要去廁所。然後，你就掌握了及時帶孩子衝向廁所的更佳時機。

82

表 5-1　資料表：上廁所

日期	時間	成功	忍不住便溺	要求	意見

　　兒童穿上內褲之後，每隔五至十分鐘帶孩子去上廁所，在間隔時段則讓孩子喝下大量的水。當他順利在廁所尿尿之後，可以用讚美或更有力的食物、活動來增強他的行為。請確定這些增強物只用於如廁訓練計畫，因為這樣能增進孩子的動機。只要孩子能夠更持續地達成目標，這些增強物就可以開始褪除。雖然對孩子而言，通常有必要每次帶他去廁所時，都只要求他坐上兩分鐘時間，但他還是會有持續忍不住便溺的情況。為確保訓練的成功，在給孩子喝大量的水之後，可以試著要求孩子坐在馬桶上直到尿尿。這樣做可能會耗上一小時，尤其孩子抗拒久坐的話。如果必要，可以帶一本書或音樂進廁所，然後要孩子每十五分鐘就站起來一下，以免腿抽筋。

　　如果連續兩天的資料顯示，兒童不會再忍不住便溺，就把上

廁所的間隔時間拉長到十五分鐘，然後二十分鐘、半小時，依此類推。如果任何時間的資料顯示忍不住便溺的情形增加，而且這無法歸因於生病或任何常規的重大改變（在檢討資料單意見欄的內容時，就會比較明顯看出來），可能有必要退回一步，改回更頻繁地帶孩子上廁所。增加一個步驟也會有用，例如，唐娜在半小時上一次廁所的訓練階段，沒有忍不住便溺的情況。但是在為期三天的四十五分鐘週期訓練階段，有很多次都忍不住便溺。三十五分鐘週期的中間步驟被加進來之後，唐娜於是能繼續在如廁訓練上有所進步。

83

另外，也要查核資料所示的其他模式。如果每天的某個時段孩子都有忍不住便溺的情形，也許該時段可以帶他上更多次廁所。兒童通常在早晨、午餐時間左右，以及下課之後，需要上廁所，注意這些需求會有利於訓練兒童如廁。

兒童不再有忍不住便溺的情形，以及如廁週期訓練已達到兩個小時上廁所一次時，即可就訓練計畫的發問部分來教導兒童。我們可以透過手語或圖片兌換方式，來教導兒童以口頭方式要求上廁所。請注意：有些兒童可以直接跳過這個步驟，直接進到如廁訓練的發問部分。通常，這些兒童憎恨自己經常被帶去上廁所，也知道廁所的用途和何時需要使用。

在實施如廁訓練計畫時，要一直掌握機會教導兒童相關的其他自助技能，例如脫褲子、穿褲子、沖水、洗手。為教導這些技能，請在整個程序中以動作提示兒童。這樣做會促進獨立性，因為兒童沒有機會依賴口頭提示。以下是依賴提示的青少年之例子。

威爾受過完整的如廁訓練。但是他的父母習慣在他如廁之後對他說這些話：

「褲子的拉鏈拉好。」

「馬桶沖水。」

「很好，威爾，現在面向水槽洗你的手。」

「你要用更多肥皂，威爾。」

「把水關掉。」

「很好，現在用毛巾擦乾手。」

威爾就要十五歲了，但還是需要這些提示。事實上，有一天在學校時，這些提示通通沒有出現，威爾就變得很惱火。他知道他必須洗手，但是直到聽到提示之前他不會照做，也不會回到自己的班上。雖然他的父母是好意，卻沒有教導威爾獨立行動。動作提示雖然更明顯，但終究比較好（不過要小心別把兒童逼得太緊，或讓訓練計畫討人厭）。

84

四、挑食及其他的用餐時間問題

在展開減少挑食的訓練計畫之前，請考慮下列事項：

1. 孩子目前是否在進行如廁訓練？

2. 是否有其他更為急迫的行為需要處理？

3. 是否涉及欠缺的技能？（例如，孩子不吃某些食物，是因為咀嚼需要用到的肌肉尚未長好，或者他無法握住刀叉？）

如果任何問題之一的答案為「是」，那麼筆者建議延後挑食矯正訓練。挑食矯正訓練需要情緒上的投入，而且若與另一個有難度的訓練結合在一起，會使兒童的壓力大到讓兩種訓練都無法成功。

如果上述問題的答案為「否」，就可以開始針對幾天到一週之間的任何時間，完整記錄兒童的飲食。這份紀錄對於他的菜單到底要補充什麼，會呈現不少訊息。請針對每一餐，記錄孩子所吃的食物（如果可能，包括各種食物的數量），及其食品質地和連續性。在檢討這些資料之後，關於下列問題，你就能看出明顯的模式：

1. 孩子會吃（不吃）某種食品質地的食物；

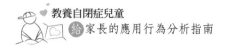

2. 孩子會吃（不吃）某種顏色的食物；

3. 孩子會吃（不吃）某種味道的食物（甜的、酸的、溫和的、辣的）。

85　表 5-2　飲食日誌

日　　　期	
餐　　　別	
提供的食物	
吃掉的食物	
連續性 ／食品質地	
意　　　見	

86　　　　在檢討日誌之後，請選擇一兩個目標，把這些目標寫下來，以確定它們的定義具體明確。請記得：所選的目標必須可以達成。在落實目標方面，請遵循以下準則：

1. 養成孩子在一天之中的某些時間會覺得餓的習慣。小孩應該要想吃早餐、午餐、晚餐，也許還有點心。請確定，他只有在這些時間才能取得食物，而且點心（除了各時段所用的可食增強物之外）的數量有限，以免搞壞了他的胃口。

2. 列出一份孩子喜愛的食物之清單，然後限制他攝取這些食物。

3. 在用餐時間時，孩子會覺得餓（見上述第一點）。首先，給孩子少量他不喜歡吃的目標食物，數量不要超過一湯匙的四分之一。請確保孩子可以吃喜愛的食物，條件是先吃

掉目標食物，例如，西莉亞愛吃通心麵，不想吃蔬菜，在午餐時間，西莉亞的媽媽要她吃一口青花菜，她也放了一盤義大利麵在桌上，然後告訴西莉亞說：「吃完你的青花菜，就可以吃義大利麵。」

4. 態度要一致，目標要貫徹。如果西莉亞不吃青花菜，媽媽就不會給她義大麵，西莉亞因此可能沒有午餐可吃。然而這會刺激她的晚餐食慾，增加她在晚餐時吃青花菜的動機。

5. 如果兒童開始營養失衡，就不要繼續實施該計畫。如果有這種情形，要去找醫師諮詢。

6. 慢慢增加要求孩子吃、但他不喜歡吃的食物之分量。孩子應該會發現，由於在這些食物之後給的是喜歡的食物，它們也就不那麼令人生厭。

7. 在一天之中的其他時段，不給孩子他不喜歡的食物。

技能上的欠缺有不少可能會影響用餐訓練，以下是一些可能 *87* 需要幫助兒童練習的技能：

1. 箝握（使用大拇指、食指及中指拿起像指頭樣的食物，然後放進嘴裡）；

2. 用湯匙舀；

3. 叉住；

4. 正確使用叉子；

5. 用刀切；

6. 用刀分開。

在孩子飢餓時，用她喜歡的食物來練習這些技能，會增進她的學習動機和順利自己餵食。例如，如果拉瑞最喜歡的食物是牛排，就使用牛排來教他如何使用叉子。從他的背後用肢體提示的方式，引導他正確使用叉子吃每一口，如果不以應該的方式使用他的叉子，就在一口牛排要送到他嘴邊時，把這口牛肉從叉子上取走。能吃上自己喜愛的食物已足為增強物，你應該可以褪除上

述提示，然後教導他邁向獨力進食。

針對精細動作技能發展不足的兒童，可以瀏覽目錄找出特殊打造的用具，例如，為左手或右手能更輕易握住而製造的湯匙、叉子及刀子，盤子製成邊緣較高以防食物潑出，並且有分格以分別放不同的食物。

所有父母都面臨到的用餐行為問題之一，牽涉到餐桌禮儀。如果孩子有揀揀吃吃的習慣，要避免採用不容易褪除的口頭提醒；相反地，要用肢體提示提醒孩子連續吃上幾口食物。食物本身有增強的作用，你可以偶爾補上類似「你吃得非常得體」之類的讚美。其次，要慢慢增加孩子連續不停入口的次數。

說話很流利的兒童，尤其是那些被診斷有亞斯伯格症的兒童，可能不容易同時專注於他們的食物和桌上的談話。以下是拉瑞如何學習做到的事：

桌上放了一個計時器，拉瑞在晚餐開始時設定了一分鐘的時間，在這一分鐘之內，他被要求同時參與談話和吃飯。如果他順利做到，就有五分鐘的時間可做自己喜歡的事（吃東西、說話、做白日夢）。如果他忘記適時吃飯或適時參與談話，計時器會重新設定再跑一分鐘。一旦拉瑞都能夠持續專心用餐一分鐘，他就會被要求把計時器設定成兩分鐘，依此類推。

要增加孩子花在餐桌上的時間，必須：

1. 勿追著孩子跑遍整個屋子餵食。如果孩子夠餓，即使是耗了一整天才餓，他就會走向餐桌去。

2. 要準備好應付孩子發脾氣。

3. 不要讓用餐時間令人生厭。如果孩子無法坐在餐桌旁吃完整頓飯，就從坐下來吃一到三口開始。然後隨著孩子熟練小的步驟，及類化到各種食物，再慢慢增加要求孩子坐下來吃飯的入口量。

4. 如果孩子的營養失衡，就中止訓練並向醫師徵詢意見。

5. 把孩子偏愛的食物留在餐桌上。

五、自己穿衣

透過在一天之中的適當時間練習，自我穿衣的訓練計畫可以發揮作用。由於功能性的計畫最為成功，穿衣是可和孩子在家練習的實際有用技能。以下是穿衣技能的任務分析：

1. 脫下和穿上鞋子；
2. 脫下和穿上褲子；
3. 脫下和穿上上衣；
4. 脫下和穿上外套。

和遊戲一樣，你可以透過完成任務並寫下其涉及的每一個步驟，來做你自己的自我穿衣任務分析。在教導參與穿衣訓練的孩子時，要謹記在心的是，在學會獨立穿衣之前，孩子通常應先學習如何脫掉衣物。

89

在開始執行穿衣訓練之前，必須教導孩子從衣櫃中取出衣物。當孩子脫下衣物之後，要讓他練習把衣物放回適當位置，無論是放回衣櫃或待洗衣物籃。如果他特別不會使用拉鍊、按釦、鈕釦或蕾絲帶，可在穿衣訓練之外單獨練習這些技能。有許多商品目錄售有蕾絲帶較大的蕾絲卡、鈕釦較大的鈕釦卡，以及類似的按釦卡和拉鍊卡，以這些卡片來練習應該會減少孩子的挫折感，並且促進後來的穿衣技能。同樣地，要評量孩子是否已具備完成這些任務的動作技能。

穿衣訓練可以採用順向連鎖或逆向連鎖的方式來教導。為了以順向連鎖方式進行穿衣訓練，要遵循任務分析所寫下的各個步驟；為了以逆向連鎖方式進行穿衣訓練，則以逆向的順序遵循這些步驟。例如，逆向連鎖有利的地方在於：有個開始學習拉外套拉鍊的孩子已經穿好外套，正準備出去玩；但是另一個開始學習

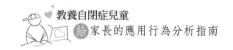

穿上袖子的小孩在被增強之前，還需要提示才能完成穿衣過程。
（複習順向和逆向連鎖，請見第二章。）

　　每當孩子在穿衣時，都可以做練習。以動作提示分析過的全部任務來開始。接下來，觀察孩子是否能獨力完成第一個步驟，如果做得到，就在步驟一的表格中記一個「＋」；如果做不到，就記一個「Ｐ」（prompt：提示），然後繼續教。孩子一旦熟練該步驟並能獨力表現之後（如果孩子在學穿上衣，就用各種上衣做練習；如果在學穿褲子，就用各種的褲子，依此類推），就觀察他是否能夠獨力完成步驟一及步驟二，然後完成步驟一、二、三等，依此類推。請記得不要給予口頭提示。

表 5-3　脫下鞋子的任務分析

日　　期								
步驟一：坐下。								
步驟二：用手指捏住鞋帶，然後拉開。								
步驟三：鬆開舌皮部分。								
步驟四：手放在鞋根部。								
步驟五：把鞋子脫下來。								
步驟六：拉另一隻鞋的鞋帶。								
步驟七：鬆開另一隻鞋的舌皮。								
步驟八：手放在另一隻鞋的鞋根部，把鞋子脫下來。								

表 5-4　穿上鞋子的任務分析

日　　期										
步驟一：鞋子放地板上。										
步驟二：坐下。										
步驟三：把腳滑進鞋內，握 　　助舌皮以撐住。										
步驟四：握住鞋跟部。										
步驟五：把腳穿到底。										
步驟六：把另一隻腳滑進鞋 　　內，握住舌皮的部分。										
步驟七：握住鞋跟部把腳穿 　　到底。										
步驟八：繫鞋帶。										

表 5-5　繫鞋帶的任務分析

日　期									
步驟一：把一條鞋帶打個圈，然後捏住。									
步驟二：用另一隻手把另一條鞋帶打個圈。									
步驟三：兩個圈互相結在一起。									
步驟四：把鞋帶綁成蝴蝶結。									

表 5-6 脫掉褲子的任務分析

日　　期								
步驟一：把鞋脫掉（如果有穿上的話）。								
步驟二：解開褲子上的釦子。								
步驟三：拉開拉鏈。								
步驟四：把褲子拉下來。								
步驟五：坐下。								
步驟六：拉住褲管的褲腳部分。								
步驟七：把褲管拉下來。								
步驟八：拉住另一個褲管的褲腳，然後拉下褲管。								

表 5-7　穿上褲子的任務分析

日　期										
步驟一：坐下。										
步驟二：找出褲子上的標籤。										
步驟三：用雙手握著褲子最上端，讓標籤更靠近自己。										
步驟四：把一隻腳放進褲管內。										
步驟五：把褲管拉起來。										
步驟六：把另一隻腳放進另一個褲管內。										
步驟七：把褲管拉起來。										
步驟八：站起來。										
步驟九：把褲子拉上。										
步驟十：扣上釦子。										

95　表 5-8　脫掉上衣的任務分析

日　　期								
步驟一：用另一邊的手拉住 　　　　這端袖子的底部。								
步驟二：把手臂抽離袖子。								
步驟三：用這一邊的手拉住 　　　　另一隻袖子的底部。								
步驟四：把手臂抽離袖子。								
步驟五：把兩隻手放在上衣 　　　　下端。								
步驟六：把上衣拉過頭部。								

表 5-9　穿上上衣的任務分析

日　　期										
步驟一：找出上衣的標籤。										
步驟二：把上衣垂放至膝蓋部位，標籤在上。										
步驟三：把頭伸進上衣裡。										
步驟四：把上衣往下拉過頭。										
步驟五：把一隻手臂放進袖子裡。										
步驟六：把袖子拉到手臂上。										
步驟七：把另一隻手臂放進另一隻袖子裡。										
步驟八：把袖子拉到另一隻手臂上。										
步驟九：用兩隻手把上衣往下拉，蓋住整個上身。										

97 表 5-10 脫掉外套的任務分析

日　　期									
步驟一：脫掉兜帽（如果必要的話）。									
步驟二：拉開外套的拉鏈。									
步驟三：用另一邊的手解開袖子上的釦子。									
步驟四：把手臂抽離外套的袖子。									
步驟五：用這一邊的手解開另一隻袖子上的釦子。									
步驟六：把手臂抽離外套的袖子。									

表 5-11　穿上外套的任務分析　

日　　期									
步驟一：把外套面對自己拿著。									
步驟二：斜過身體伸展一隻手臂。									
步驟三：把手臂穿進袖子裡。									
步驟四：用另一隻手把外套拉起蓋在肩上。									
步驟五：另一隻手臂穿進另一隻袖子裡。									
步驟六：拉上外套的拉鏈。									
步驟七：把兜帽戴上（如果必要的話）。									

六、結語

在父母的照料之外，促進獨立性是教導兒童獲得所需生存技能的唯一方法。在孩子年幼時展望其未來及培養他的自我照料能力，是父母能給予的最佳禮物。它能使兒童的生活更愉快，能增添他的成就感，以及讓父母能更有空參與其他的親職活動。

經過一段時間，隨著所學技能被應用到新的情境，獨立性也會讓兒童進一步發展其技能。能熟練地為自己製做午餐三明治的兒童，如果可以取得新的食材，他終究也會有能力自行變更三明治的食料。知道如何穿上夾克和如何扣好褲子鈕釦的兒童，應該也有能力以少量的練習學會穿上衣。

透過穿衣、漱洗，以及清潔玩具之類的自我照料任務，以肢體提示來教導兒童時，雖然這些提示會盡快褪除，但它會增進獨立性。遵循本章所說明的準則，健康的睡眠模式、如廁訓練，以及用餐時的適當行為，都應該在年幼時就可以建立起來。

時間表可被用來做為幫助兒童增加獨立性的工具，書面的時間表可張貼起來，以促進遵循就寢時間的常規。例如：

1. 時鐘已經指向八點；
2. 把睡衣穿上；
3. 去上廁所和刷牙；
4. 讀讀書；
5. 關燈睡覺。

圖畫式的時間表可張貼起來，以促進遵循洗澡時間的常規。例如：在淋浴處的牆上貼上一張肥皂和一張毛巾的圖畫，然後貼上身體各部位的圖畫，以利兒童逐一清洗。先以肢體提示兒童整個淋浴的程序，要她指出圖畫，然後依據該圖畫所示清洗身體部位，依此類推。她一旦熟練這些程序，圖畫可以繼續留著做為提醒，也就不再需要父母的協助。

CHAPTER 6 增進親子溝通

一、前言：為孩子建立實際的目標

溝通是透過共同方法傳遞資訊的活動，傳統的方法包括：話語、手語、圖畫兌換套件（picture-exchange systems）、書面溝通、摩斯代碼等等。

自閉症兒童通常在溝通技能上會有障礙。一般而言，他們會拉著大人的手，操控大人的手來得到想要的物品。這種做法不是傳統的溝通方式：兒童並非透過共同的方法來表達他的期望，而是把大人的手當做物品使用，例如，成人可能會因此用樹枝推下卡在樹上的球。

自閉症兒童的發展模式極不相同。除了語言發展速度的表現比較遲緩之外，自閉症兒童往往拙於有創意地應用其學到的語言。他們常常會重複聽到的字詞或句子，或者以類似機器人的生硬方式使用學過的句子。

有些兒童可能很容易習得名詞（例如，能描述具體物品的字詞），但卻發現自己很難理解抽象或相關的意義。有些兒童可能

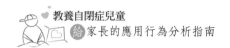
已知某些字詞和句子，但是欠缺能力主動應用它們以創造有意義對話。當自閉症兒童能說出較長的句子時，這些句子往往包含比較簡單的文法結構。即使是主動說出的話語，自閉症兒童也傾向於依賴應用已經學過的句型。

102 　　有自閉症的說者會要求物件和行動、更頻繁地表達不服，以及很少表達感嘆的話語、被動的陳述、無焦點的行為。但是他們有能力以有意義的正確方式，來學習應用語言和（或）其他溝通技能。

二、接受性語言

　　接受性語言是理解的藝術。在為表達而溝通之前，我們必須先有能力理解他人的溝通信號。以下幾則接受性語言的應用技能，能幫助自閉症兒童學習不同的溝通行為之意義，然後把焦點放在話語及其溝通功能上。

（一）指物（或索求）

　　指物的行為在兒童發展的最早期即可觀察得到，它是最容易教導的溝通技能之一。

1. 首先，找出一項兒童想要的食物或任何物品，先別把它交給兒童，手持此物一會兒，並且讓兒童搆不著，然後問兒童：「你想要什麼？」或對他說：「指出你要的東西。」

2. 以肢體提示兒童伸展手臂來拿這項物品，同時也要他用手指指過來。（請確定：對右撇子的兒童提示他用右手，對左撇子的兒童提示他用左手。某個兒童是右撇子或左撇子，可從觀察她伸手取物時慣用哪一隻手來判別。）

3. 在兒童指出物品之後，把指出的物品給他以做為增強物。指物和索求的行為可以慢慢塑造，以避免兒童覺得挫折。例

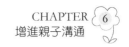

如，傑娜想要一個椒鹽捲餅（pretzel）：

1. 手持椒鹽捲餅並且讓傑娜稍微搆不著，然後如上述步驟提示她用手指出來，接著再增強這個經過提示的反應。練習此步驟幾次。

2. 手持椒鹽捲餅並且讓傑娜稍微搆不著，等她舉起手臂來取之後，幫助她指得更正確，接著再給予增強。練習此步驟幾次。

3. 手持椒鹽捲餅並且讓傑娜稍微搆不著，等她用手精確指出來才給予增強。

4. 以其他兒童想要的物品或喜愛的食物來練習用手指物。

5. 此後，對於任何她想要的物品，傑娜應該都能正確地用手指出。

一天之中無論何時，只要兒童明顯想要特定的食物或物品，應該都可以練習指物和索求的行為。更換兒童練習索求的食物和物品，也能幫助她類化這項技能。

（二）目光接觸

目光接觸很重要的原因至少有二。它能增進自覺及促進學習；它是為人所接受的口頭溝通成分之一，也是使兒童融入所在社群的一項要素。

教導目光接觸的方法之一是實際說出：「看著我」，然後手持糖果等等放在兒童目光平視之處，以提示兒童注視。要緊的是盡快褪除這項提示，然後轉移到以歌唱、搔癢、熱情的擁抱等社會性增強物，來增強兒童的注視行為，因為這是目光接觸可以能在更自然的情境中發生的原因。

社會互動能提供引導兒童注視的絕佳機會：在引導兒童參與其喜愛的活動之前，透過等待兒童的注視來增加目光接觸。例如，在玩「繞圈唱歌」（Ring-around-the-rosy）的遊戲之前，傑娜被提

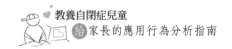

示要用預期的眼光看看母親。

如果不是刻意而為，兒童在一天之中的目光接觸會自動發生。無論何時觀察到兒童的目光接觸，都要鼓舞兒童，並且讓他知道他的行為非常合宜。這種一貫的增強，應該也有助於增進兒童在這項技能和所有社會互動方面的努力。

(三) 回應點名

在理解溝通行為方面，認出自己的名字是重要步驟。姓名連結到聲音，此聲音與要注意的行為有關，但不是單純針對物品，而是針對另一個人類。你可以一整天不時叫喚兒童的名字，並且提示他以看一眼的方式做為回應，不管是透過你的手矇住他的眼睛來製造一孔之見的效果，或者你的手上拿著一項食物。兒童的表現一致，是確定他把聽到自己名字和轉頭識別這兩者加以連結的關鍵。同樣地，要慢慢褪除提示。當兒童對自己的名字做出回應時，可透過讓他參與某項活動，使這個儀式具有功能。

對兒童而言，如果被點名時他正忙於自己的活動，將會更難做回應。因此，先讓兒童免除這項活動，然後在點名之前移除所有造成分心的事物，可能會有幫助：

1. 坐在吉米面前，先確認他不會被另一個活動分心之後，叫他一聲「吉米」，然後指示他以上述方式來回應。
2. 坐在吉米面前幾呎之遠，先確認他不會被另一個活動分心之後，叫他一聲「吉米」並要他回應。
3. 當吉米分心的時候，叫喚他的名字並要他回應。
4. 當吉米和你面向相反方向時，教導他回應自己的名字。
5. 從另一個房間叫喚吉米的名字，提示他走向你，也以目光接觸方式來回應你。

在兒童學習表達性語言之後，可以把「什麼事？」的回答加入他的回答語庫。同樣地，重要的是記得：在準備好貫徹全程及

提示（或增強）正確的回應之前，不要叫喚兒童的姓名。否則學習的歷程不會發生，簡言之，兒童的名字將會喪失其做為差別刺激的意義。

(四) 名詞

兒童在發展任何型式的話語之前，往往先學會名詞。感官名詞（receptive nouns）不必只以分立練習訓練的方式來教導，可以選擇少數幾項兒童經常喜歡接觸的物品，例如球、果汁、玩具車、餅乾。反覆稱呼這些物品，尤其在兒童以指向該物品索求給予之後。請記得：不要把複雜的對話補充到稱呼上，只要在兒童玩（或指）球的時候，說聲「球」即可。

(五) 一步驟指令

也稱為口令的一步驟指令，是第一個非純粹只為幫助兒童獲得想要之物而教的溝通工具。一步驟指令能幫助照顧者透過日常活動和時間表來引導兒童，並藉此促進兒童的學習。可在家練習的一步驟指令包括：

1. 坐下
2. 揮手（打招呼的先備能力）
3. 碰觸頭、鼻、口等等
4. 起立
5. 過來
6. 舉手（有助於穿衣和幼童需要被抱起時）
7. 拍拍（可用來重新導引拍手及其他自我刺激的行為）

請記得：在一天之中的不同情境重複這些及其他的一步驟指令，以利促進類化和持續增強。另外，要把兒童有能力遵循的這些指令告訴所有親朋好友，以利他們也能和兒童練習這些指令。

106

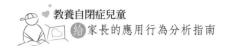
(六) 兩步驟指令

由於需要兒童應用更高的認知功能，兩步驟指令比一步驟指令更複雜。兩步驟指令總是根據兒童之前的知識來選擇。以下是一些兩步驟指令的例子，它們係根據前述舉例的指令而來：

1. 坐下，用手碰嘴；
2. 起立，過來；
3. 起立，揮手；
4. 過來，拍手。

(七) 功能性指令及增加對環境的覺知

所有的指令可以、也應該就其在家庭環境中的功能性來選擇。「坐下，用手碰嘴」的指令很容易提示，因此，對首次學習這項概念的兒童而言是很好的兩步驟指令。然而，它並不合乎功能性目的。大多數時候，父母認為在家中所用最具功能的指令是，要求孩子到屋子的某個地方去（如：「去廁所」、「去客廳」、「去餐桌那裡」），以及要孩子去取某件物品（如：「去拿你的鞋子」、「去拿你的外套」、「去拿個叉子」）。

這些功能性指令之目的也合乎增進兒童對環境的覺知，它們甚至可以併入要求更多專注和理解的兩步驟指令，例如：「去廚房拿果汁」和「去餐桌上拿果汁」。

107

(八) 把學習語言當做遊戲

就像其他任何技能一樣，如果學習是有趣的，語言及溝通能力會更容易習得。教孩子「向上」（up）這個詞，然後把孩子舉起來像飛機一樣地搖擺是常見的親子互動遊戲。另一個使語言更有趣的點子則是：

教孩子前置詞（prepositions）時，不使用實物，而是要孩子站在屋內不同物體的「旁邊」、「中間」、「後面」、「上

面」、「下面」、「前面」。這樣做需要孩子移動很多次，對她而言也是消耗精力的有益方式。

所有父母都會很自然地批評孩子的活動和所處環境，但這麼做會讓孩子暴露於最脆弱的口頭刺激之下。為確定這類話語是有意義的，我們必須以合乎孩子年齡的話語和孩子說話。自閉症兒童不一定能夠從容地處理字詞。對自閉症兒童說話時使用簡單的字詞和短句子，並且一併去掉類似冠詞之類（如：「一」、「這」、「那」）不必要的字詞，將會減少溝通的複雜度，進而幫助孩子專注於學習對理解句意很要緊的字詞。把自閉症兒童的語言學習對照學外語的外國人，最常被重複清晰說出的字詞和一併出現實物或具體活動的字詞，是外國人最先學習的字詞。只有這樣，這些字詞才會成為理解更多複雜句子的基礎。

對自閉症兒童說話時，刻意提高聲調和音量也可以發揮提示的作用，進而幫助語言的習得。刻意提高的聲調會吸引注意，使兒童知道他現在必須去了解所聽到的話語。再者，不同字詞之間的發音差異愈大，就愈容易區別二者。例如：琳達很拙於區分「livingroom」（客廳）和「bedroom」（臥室）這兩個詞，為幫助琳達，媽媽接受建議，藉由拉長音（liiiiiving）來刻意誇大「living」一詞的發音，並且透過較高的發音來強調「bed」一詞。

雖然這項技能在語言教學之初是有用的，但它必須盡快褪除，否則，自閉症兒童會開始注意話語的聲調，而沒有學到主動聆聽這些字詞。

108

三、表達性語言

(一) 增進發音及喃喃學語

雖然自閉症兒童常常做出口語的自我刺激，但是在兒童開始學說話，尚未習得有意義的字詞時，應該鼓勵兒童喃喃學語的行

為。透過喃喃學語，兒童可以探索做為話語基礎的發音和組合音，這些口語上的探索有助於發展兒童成長之後會需要的口部肌肉。再者，有發音障礙的某些兒童會學到把發音和物件連結起來，例如，「Baaa」對應的是「bottle」（瓶子）。此種標示法是達成有意義話語的第一步，期望幫助孩子發展表達性語言能力的父母，應該增強及鼓勵孩子的主動說話，即使孩子還一直在喃喃學語。

　　如果父母能夠區辨發音探索和自我刺激式喃喃學語之間的差異，自我刺激的行為就不會被增強。分辨其差異的方法之一是靠傾聽重複的發音。如果孩子會持續發出某個特定的音而省略其他的音，就必須鼓勵他改變說出來的話語，以利產生學習。

(二) 口部動作練習

　　口部動作練習著重於發展口部肌肉及說話需要的肌肉控制力。兒童能夠模仿的口部動作包括：

1. 張開嘴
2. 撅唇
3. 伸舌頭
4. 舌頭左右平移
5. 微笑
6. 咀嚼
7. 吹氣

　　所有這些動作，都可以應用第二章所描述的分立練習訓練法來教導兒童。在進行分立練習訓練時，兒童不僅發展必要的肌肉，也會學到如何做出模仿的動作。當時機成熟時，模仿口部動作的能力可以幫助兒童，透過發展所需的肌肉，以及被訓練注意說者的口型，和仔細觀察必須模仿以發出所聽到聲音的口部動作，來產生他被教導的發音和字詞。

109

(三) 口語的模仿

　　兒童一旦有能力模仿口部動作，他就會了解造成不同發音的口、舌輕微動作之差異，而且可以開始學習口語的模仿。雖然有些兒童已經能夠講出幾個單詞或組合字詞，但是口語的模仿有助於發音，也有利於教導兒童把字詞串連成句子。

　　在學習口語的模仿時，建議從簡單的、一音節的發音開始模仿，再進入到組合音，然後再教字詞。雖然此學習進度不比一開始就學模仿字詞發音更實用，但是它遵循的是兒童在自然發展狀況下的學說話進度。跳過一個階段可能造成後來的退步，例如，某個先學組合音的兒童，可能很拙於從其習得的組合音之中分隔出單音：丹尼爾在學會說「banana」（香蕉）這個詞兩週之後，當他在學習身體部位的唸法時，媽媽試著教他說「back」（背後）這個詞，然而每次提示他說「back」，丹尼爾就會說成「ba-nana」。他從未學過「ba-」的單獨發音，因此，當聽到「ba-」的發音時，他就會連結到「banana」這個詞，然後覺得有必要唸出完整的字詞。 *110*

　　口語模仿的影響顯然大過發音。它能幫助兒童學習發音、組合音及字詞，並且帶給兒童串連字詞的組字造句能力。由於口語模仿技能牽涉到這麼多，建議盡可能限制對兒童的學習要求。透過慢慢塑造回應，以及先增強最先出現的近似發音，然後才增強精確的回應，我們就可以在兒童的挫折容忍度之內進行教學，促成更好的學習結果。

(四) 索求

　　教導兒童表達索求，非常類似在主動指物訓練計畫中教導他如何索求。如前所述，這是教起來最簡單的溝通技能之一。為了教導兒童以口頭方式索求，請先找出一件兒童想要的食物或物品。不把這個物項一下子就給予兒童，拿著它讓兒童稍微構不著，然

後以口頭方式提示他做出索求。

以吉拉德想吃椒鹽捲餅為例說明之：

1. 把椒鹽捲餅從吉拉德身邊拿開，但還落在他的視線範圍內，提示他說出「椒鹽捲餅」，吉拉德說出椒鹽捲餅之後，就把餅給他。

2. 在吉拉德構不著的地方手持椒鹽捲餅，不給任何提示，而且只在他能主動說出椒鹽捲餅的名稱時才給予增強。

3. 透過向吉拉德說：「說：『我要椒鹽捲餅』」，提示他做出索求。

4. 只有在吉拉德以「要椒鹽捲餅」一詞做為索求時，才給他增強。

5. 吉拉德開始學說：「我要椒鹽捲餅。」

6. 教導吉拉德說：「我要椒鹽捲餅，請給我。」

111　　　重要的是，在進入下一個步驟之前，確定在其之前的每個步驟都已經熟練。為使某一個步驟被認為已經熟練，吉拉德必須在一天之中的任何情境下，以及不管在何時與何人溝通，都能正確回應。同樣重要的是記得：教導兒童稱呼許多不同的物品。例如，吉拉德不應該只學習索求拿到椒鹽捲餅，而排除他想要的其他物品和食物。如果他喜歡餅乾、牛奶及洋娃娃，步驟一應該包括整天都練習稱呼所有這三種物品等等。

(五) 名詞和物品的稱呼

關於名詞教學的準則，請見本節針對接受性語言和如何以簡明用語批評兒童所提供的建議。物品的稱呼也可以透過發問（或回答）來教導。面對整個屋內和社區中的各種物品，可以詢問兒童：「這是什麼？」然後再給予提示並增強正確的回答，就能教導兒童如何稱呼許多物品。但是請注意：使用這項教學技術過於頻繁，也會抑制兒童的主動說話。

(六) 打招呼

打招呼不只是口語的技能，也是能大幅增進兒童對家庭和同僚的認識，進而有助其融入社群的社會互動行為。無論何時何人進出房間──包括兒童，都可以把握機會教導兒童打招呼。首先，教導孩子回應別人的問候，然後再教他們主動打招呼。一開始，可能有必要使兒童退出某個活動，然後透過手握著他的手腕引導揮手的動作，來以肢體提示兒童。也有必要的是，口頭提示兒童說出「嗨」或「再見」，以及，如果有可能的話，說出其打招呼的對象之姓名。在打招呼的情形下，揮手的示範及動作提示是有幫助的，因為這些提示動作會在日常環境中發生。當兒童被朋友問候時，這位朋友通常也會揮手，因此揮手是不需要褪除的適當提示。

(七) 增進主動說話的隨機教學

所有兒童都會遇到被要求說話的情況，透過刻意安排這類情境，我們可以操控環境以產生索求和口頭表達（表 6-1）。

選擇一兩個適當的情境，連續兩週每天都製造這些情境好幾回。提示兒童透過說出「喔嗚」等等的話，對這些情境表示意見，或者只向兒童簡單示範適當的意見表達方式。對兒童的獨立發言都要給予增強，一旦兒童對這些指定情境的反應是一貫的，就再挑選新的情境，照樣練習。

(八) 社會互動問題

對已具有先備能力的自閉症兒童而言，所有以行為治療為導向的專門學校都涵蓋了一項訓練計畫，那就是教導兒童正確回應社會互動問題。這個訓練可以輕易地在家練習，也可以促進類化。在和孩子互動時，以學校教過的問題問他。如果有其他的社會互動問題你想要孩子有能力回答，也可以教這些問題，然後讓教師

112

113

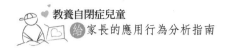

112 表 6-1

情境	說出的話
玩具掉在地板上。 （或水溢出來了。）	喔嗚！ （它掉了！灑出來了！）
某個喜歡的物品被裝在拉鏈袋中 （或容器中）。	打開。
拼圖太難拼了。 （或水龍頭關得太緊了。）	幫幫我。
麥片（積木）放在書架頂端。	我要。（或你能拿到嗎？）
晚餐的量很少。	請多給我一些。
餅乾罐空了。	吃完了！
小孩想要人抱。	上去（或抱我上去）。
打鬧時。	搔癢（給我搔癢）。
鉛筆需要削一削。 （燈泡熄掉了。）	我該怎麼做？

113　知道你希望課堂上也教這些問題。重要的人際問題包括：

1. 你的名字是什麼？

2. 你住在哪裡？

3. 你的地址是哪裡？

4. 你的電話號碼幾號？

5. 你幾歲了？

6. 你的生日是什麼時候？

7. 你上哪一所學校？

8. 什麼是你最喜歡的食物？

9. 你的家人有誰？

父母常問的其他人際問題有：

1. 你的媽咪是誰？

2. 你的爹地是誰？

3. 你的姊姊（或哥哥）是誰？

4. 誰很愛你？

5. 誰是好男孩（女孩）？

（九）「Wh-」問題

請注意：上一節的常見社會互動問題全部都是「誰」的問題。對兒童而言也很重要的是練習其他的「wh-」問題，例如「什麼？」「何時？」「何處？」「為什麼？」（及「如何？」）在同一段對話之中，試著問兒童兩個以上不同類型的「wh-」問題，然後觀察她是否能夠區辨兩者的差異。

（十）簡單的句型

雖然理想狀況是，兒童能使用不同的字詞和句子組合，並且適當地變化抑揚頓挫來主動說話，但自閉症兒童傾向能先了解句型，然後才能更輕易地有系統學習說話。然而，系統化地教導說話，並不會損害兒童學習主動發聲說話的能力。事實上，教導簡單句型能使兒童更頻繁、更正確使用口語技能，以因應會發生的情境。

某些簡單句型可擴充兒童的口語字句庫，例如：

「看看我做的！我……」

「這是……的時候。」

以下是琳達學習如何把第一個例子納入她的每日詞彙：

琳達和媽媽正在玩「培樂多黏土」的遊戲，媽媽示範：「看看我做的！我做了一條蛇。」接下來，她們吃午餐。琳達的媽媽又示範：「看看我做的！我吃完了所有的餅乾！」在示範這些句子幾個月之後，琳達不只學到在適當的時機說出這些句子，也開始依據情境變化句尾的陳述。有一天，琳達說：「看看我做的！我畫了一朵花！」隨著時間過去，琳達又學了媽媽為她重複示範

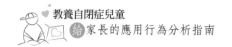

的新句型。最後，她甚至也開始擴充所學的句型，例如：「看，媽咪，看我做的！我擺好了餐桌。」

顯然，教導句型不會損害自發性。相反地，它給予兒童可以應用到不同情境的語言工具，並且能視需要擴充之。為找出新的句型納入日常作息，請觀察其他正在遊戲的兒童，聆聽他們自然而然使用的話語。這將會確定，在家中教給孩子的句型是合乎年齡的，而且會促進兒童的能力整合。

(十一) 仿說

仿說是指對話語的模仿。所有兒童在其語言發展的某一段時期，都會經歷「鸚鵡學語」的階段而進步。自閉症兒童的仿說傾向於極端化，可能在把「鸚鵡學語」轉變成功能性話語方面，需要協助。仿說有三種類型：

1. 立即仿說

這是指在聽到字詞或句子之後立刻重複說出。要中止立即仿說可以透過教導兒童說其他的字句，而不是重複「鸚鵡學語」。例如，爸爸說：「嗨，山穆爾。」山穆爾則回答：「嗨，山穆爾。」為教導山穆爾適當回應打招呼而不仿說，當爸爸說：「嗨，山穆爾」，然後在山穆爾回答：「嗨」，卻尚無機會仿說爸爸的名字之前，他的父親就提醒他說：「爹地」。父子互說「嗨，山穆爾」、「嗨，（說「爹地」）爹地」之後，這個提示就被褪除了。

2. 非功能性的延遲仿說

這是指在聽到字詞或句子之後，經過一段時間才重複說出。在這種情況下，兒童表達語言卻未理解其內容，語言的功用是口頭的自我刺激，而且常以公式化的形式表達，例如，逐字重複整

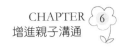

個電視節目段落時，往往使用和演員相同的聲音和抑揚頓挫。

由於非功能性的延遲仿說會提供感官刺激，這類仿說最難減少。減少這類仿說的建議策略包括，中止仿說行為，並且把兒童重新引導到不同的說話內容。以問兒童問題為例，由於回答問題和公式化的述說是不相容的，因此公式化仿說的行為會結束。另外，當兒童在仿說時，不要讓他進行有增強作用的活動。例如，把他的拼圖拿走，然後告訴他必須安靜地做，只要他安靜下來，就讓他繼續進行拼圖。

3. 功能性的延遲仿說

這是指取用整個語言陳述，然後過度類化到其他情境。例如，早上，當塔拉亂丟玩具又打破一個花瓶之後，她的媽媽說：「看妳做的好事，現在回妳的房間去。」午餐時，塔拉不小心把果汁灑了，然後她仿說：「看妳做的好事，現在回妳的房間去。」塔拉把她在早上聽到的句子「鸚鵡學語」，但是她讓句子的應用發揮功能（幾乎很適當，但卻過度類化）。

會應用功能性延遲仿說的自閉症兒童，可能正在學習語言及其正確應用。為幫助兒童說話更有功能，請試著提醒她說出與仿說類似的句子，但卻更適合情境又能以「非鸚鵡學語」的不同字詞來表達。例如，提示塔拉說出：「看我做的好事，現在我得清理了。」

(十二) 相互對話

相互對話的內涵大過問與答。下列是我們可以在家裡練習的幾種相互對話：

1. 在遊戲時
   陳述句：「我在玩洋娃娃。」

孩子的回答：「我在玩樂高積木。」

2. 看書或看窗外時

陳述句：「我看到一朵紅花。」

孩子的回答：「我看到一棵樹。」

3. 看鏡子時

陳述句：「我的頭髮是棕色的。」

孩子的回答：「我的頭髮也是棕色的。」

4. 和同伴一起時

陳述句：「我有一隻狗。」

孩子的回答：「我有一隻貓。」

陳述句：「我的狗名叫亨利。」

孩子的回答：「我的貓名叫肉桂。」

與孩子一起練習各種互動式對話，會使孩子具備和家人及朋友的社會互動能力。

(十三) 示範及擴充

示範及擴充和句型的教學非常類似。父母或同伴會在適當時間示範某個句子的講法，然後每天都重複這個句子達幾週之久，或者直到兒童學會使用該句子為止。就下列例子而言，父母並未苦等孩子學會句子的變化和補充，相反地，父母也有系統地示範如何擴充句型。例如，山穆爾的媽媽示範這個句子：「我看見一輛車。」一旦山穆爾學會在看到一輛車時會說出「我看見一輛車」，媽媽就會示範這個句子：「我看見一輛藍色的車。」再下來，她會教山穆爾說：「媽咪，我看見樹旁邊有一輛藍色的車。」依此類推。

(十四) 代名詞

自閉症兒童通常很拙於使用正確的代名詞。這個障礙可能源

於仿說（兒童聽到「你要一些湯嗎？」接著便說出：「你要一些 *118*
湯。」來表達要求）。為幫助孩子學習如何正確使用代名詞，請
和她一起練習代名詞。

1. 一開始，先要求孩子說：「摸我的鼻子（或肚子、膝
   蓋）」，再對照說：「摸你的鼻子（或肚子、膝蓋）。」
   因為身體部位是個人的一部分，比物品容易學習。

2. 接下來，要求孩子說：「摸我的上衣（或帽子、手錶）」，
   再對照說：「摸你的上衣（或帽子、手錶）」──這些是
   和個人總有一些連結的物品。

3. 選擇某個物品，一個給你自己，一個給孩子，然後要求孩
   子說：「摸我的鉛筆（或積木、杯子）」，再對照說：「摸
   你的鉛筆（或積木、杯子）」。

4. 從頭開始，練習「他的」、「她的」和「他們的」、「我
   們的」。

(十五) 練習對話

　　對有較佳對話技能的兒童而言，非常重要的是練習對話，以
利排除任何殘餘的錯誤用語。和認識的大人練習對話，能讓兒童
努力變換帶起話題的用字、變換回答的內容，以及使用適當的聲
調。有些兒童也很拙於使用適當的音量說話，對他們而言，練習
說出大小聲輪換的特定字詞和片語，也是有益的。

　　有時，無法透過語言表達自己的兒童，會訴諸其他的非傳統
溝通方法，例如發脾氣和做出攻擊行為。對這些不良的適應行為
而言，練習情感（如：飢餓、生氣）表達的傳統方式，將給予兒
童另類的發洩方法。

　　再者，認為自我表達很困難的兒童可能會常常感到挫折。為
減少這種挫折，應該教導兒童如何向他人說出自己遇到困難，例
如，兒童可以學習類似「這很困難」或「我不知道」的對話片語。

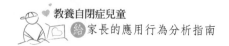
119 **（十六）腳本**

對識字的兒童而言，在某個活動進行時用上腳本是個好方法，它可以形成討論，卻不必在整個對話過程以口頭提示兒童。腳本可以包括指令和對話，就像練習簡單句型一樣，練習書面腳本的兒童所獲得的語言工具，後來可以應用於許多情境，也可加上個人的主動變化。腳本的舉例如下：

（莎莉一）

去拿茶具組。

走向琳達並問她：「想和我一起玩嗎？」

（琳達一）

看著莎莉然後說：「好，我要當媽咪。」

（莎莉和琳達一）

擺好餐桌，然後坐下。

（琳達一）

問莎莉：「你想喝點茶嗎？」

（莎莉一）

看著琳達然後說：「我的茶要加牛奶和糖。」

（琳達一）

為莎莉倒茶，加上牛奶，加上糖。

（莎莉一）

去拿廚具組。打開烤箱說：「我想鬆餅已經好了。」把鬆餅拿到桌子上，取出一個鬆餅給琳達。

（莎莉和琳達一）

假裝吃鬆餅和喝茶。

（琳達一）

說：「這些真好吃！」

120 腳本實際上可以為任何活動而寫。同樣地，重要的是在寫作腳本之前，先觀察在遊戲中的兒童，以確保腳本的適用對象是兒

童及其同儕，而且包括了該年齡兒童群體常見的字詞和俚語。在把腳本給兩、三個兒童之前，要先由你扮演腳本中的其他兒童，以一對一的方式和每個兒童練習該腳本。一旦兒童和大人唸熟了腳本，就很容易和同儕一起練習。最後，書面腳本可以從該活動褪除，演出的兒童隨後應該自行補充句子和變更腳本內容。

四、手語

在整個社會中，手語是帶有不同發展障礙的個體所使用的傳統溝通工具。如果自閉症兒童出現下列跡象，手語對他們而言可能有用：

1. 在長期的行為治療和語言治療之後，兒童幾乎無法表現發音能力。
2. 兒童傾向於可以輕易理解動作，也很快學到用手指物以索求想要的物品。
3. 兒童的接受性語言能力高於表達性語言能力，但是缺乏表達想法和情感的能力，常常帶給他挫折。

如果已確定進行手語訓練，下列手語很容易學，也有助於減輕在開始這項新訓練時所得到的挫折感：

更多

食物

喝

浴室

我要

音樂

點頭表示：是

搖頭表示：否

五、溝通板

由於自閉症兒童通常拙於理解動作，於是有人為他們創造了另一個傳統的溝通方式：溝通板能讓使用者不必使用聲音，也不需要動作或手語來溝通。

（一）立體溝通板

立體溝通板由立體小模型所組成，它們是兒童可能想要的物品。為創造這類溝通板，請選擇兒童需要又喜歡的物件，並從商店和（或）目錄購得，然後用魔鬼粘將其黏在紙板上，以利兒童能輕易移動。練習應用溝通板的方式如下：拿著某個物件，以肢體提示兒童從紙板取下代表該物件的小模型，然後提示兒童把模型給你，以兌換真實的物件。

（二）圖畫兌換套件

圖畫兌換套件把圖畫納為溝通工具的使用方式，與上述立體縮小模型相同。有些人建議把圖畫兌換套件和口語訓練一併使用，以加速增進語言學習的過程。市面上常見的圖畫兌換套件之一是「製板者」（Boardmaker；Mayer-Johnson 公司出品），有了這類套件，即使複雜的字詞組合都可以呈現。比較簡單的圖畫兌換套件也可以透過從雜誌剪貼圖畫來製做。如果兒童拙於做報告，試著把兒童會索求的實際物品用快照照下來，照相時所有物品的背景都同樣平實，以盡量減少分心和混淆。

如果溝通板是為了兒童而製做，它必須讓兒童隨時都可取得。實用的溝通板其面積不大，容易攜帶。請記得：溝通板的作用是讓兒童做溝通，藉著使用、練習及展現，主動溝通行為的頻率會增加。對於識字的兒童，也可以考慮用電腦手寫板替代溝通板。

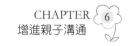

六、結語

教導兒童進行有意義的溝通，會增進其社會互動能力、降低其挫折感，以及導致較少的不良適應行為。

應教導的接受性語言技能包括：

1. 指物（或索求）
2. 目光接觸
3. 回應點名
4. 名詞
5. 一步驟指令
6. 兩步驟指令
7. 功能型指令

功能性指令和名詞將有助於增進兒童的環境覺知，而認識自己環境的兒童更有可能學習語言。把學習語言當做遊戲（例如，把孩子舉起來像飛機一樣地搖擺之前，先教孩子說「向上」這個詞；其他舉例請見本章內容），也能透過使學習更有趣而增進語言的習得。應該教導的表達性語言能力包括：

1. 適當的發音及喃喃學語
2. 口部動作練習
3. 口語的模仿
4. 索求
5. 名詞和物品的稱呼
6. 打招呼
7. 社會互動問題
8. 簡單句型
9. 相互對話
10. 代名詞
11. 腳本

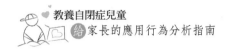
　　練習對話可確保語言技能的維持和類化，也有助於能力較佳
的對話者學習如何適當變化其回答內容。另類的溝通方法則包括
手語和圖畫兌換套件，這些溝通方法被視為傳統方式，而且能使
兒童輕易融入社群之中。

CHAPTER 7
手足之間的互動

一、前言：及早建立正面手足關係的重要性

　　兒童之間的正面手足關係不僅使得家庭日常生活更愉快，也能為同胞手足建立終身的支持系統。對於其中一個孩子每天都要應付發展障礙問題的家庭而言，愛與支持的關係既難建立卻又更為緊要。

　　自閉症兒童的手足可能會面對以下的挑戰：

1. 可能難以理解自閉症的特色，不了解他的兄弟或姊妹為什麼會出現某些行為。再者，類似攻擊和自我刺激的某些行為，從同輩的角度來看可能更嚇人。

2. 可能覺得自己受到的關注不如自閉症兒童那麼多。例如，在家治療計畫常常在不准其他手足進入的房間裡進行，而在治療期間，他們可能會聽到自閉症兒童一再被讚美而覺得嫉妒。

3. 自閉症兒童可能常常會收到糖果，但是其他手足可能不會這麼容易得到零食。

4. 年紀比較長的手足可能面臨失去弟妹在被診斷確定之前自己所得到的關注。他們可能會開始扮演支持媽媽的角色，並且體驗她的憂慮。

5. 年紀比較小的手足可能發現自己的角色被顛倒，被期望要去照顧較年長的自閉症手足。他們可能會發現，自己的責任比那些同齡的孩子更大。

6. 常常要面對來自同儕的取笑。身為兒童，他們可能沒有情緒或口語方面的知識和工具來對抗這種嘲笑的感覺，他們可能也不會理解，自己並不是孤單一人處在這種情況下。

所有這些挑戰及其他的許多挑戰，會影響自閉症手足家庭關係、同儕關係，甚至本身自我概念的形成方式。在父母開始致力於建立正面的手足關係之前，重要的是去了解所牽涉到的自閉症手足。為了這麼做，我們必須明白，不僅自閉症兒童的行為多少受到所處環境的影響，其手足的行為也是。行為通常是被各種錯綜複雜的目標和情感所激發，有些行為動機是有意識的，有些則是潛意識的。父母對自閉症手足的反應，會有助於引導他們獲得有力的適應技能、對自閉症兒童的愛與了解，以及對他自己的愛與正面感覺。

對父母而言，也很重要的是了解到，身心障礙兒童可能會在兄弟姊妹都長大之後，變得更依賴他的手足——甚至在照顧和支持方面都依賴，因此要為這種可能性做好準備。在成人期，有正義感和聯繫感的手足不會把這種情況視為負擔，而是必要的重大責任。手足之愛必須在幼年時就建立，以便正面關係能持續終生。

二、教導自閉症手足關於自閉症的知識

和自己的孩子討論自閉症問題會很困難，也會引起許多使家長可能在實務和情緒上都要克服的問題。無論家長或專業者都沒

有全部的答案，但是對家長而言，重要的是了解，孩子通常一個答案都沒有，而且在這種情形下，他們針對自閉症兒童為什麼有如此的行為，傾向於產生自己的想法。然而這些誤解會造成重大損害，舉例如下：

我哥哥不和我玩球，因為他不喜歡我；

我哥哥病了，他可能會死；

我的姊姊有自閉症，我可能也會得到；

我的父母給我姊姊這麼多的關注，因為他們愛她多過於愛我。

雖然一開始可能有困難，但是和家中其他孩子探討自閉症課題，其結果證實非常有收穫。它將有助於解決任何有害的誤解；提供孩子所需的知識和用語，以利他能調適在家裡或面對同儕時，對自閉症可能產生的感受；以及讓孩子對自閉症手足可能表現的行為有更好的理解。此種理解只會導向愛而不是疑惑和可能的恐懼。

在和孩子討論自閉症時，原因說明應該盡量簡短，以孩子能理解的程度來和孩子說話。另一方面，要注意別低估孩子的理解和好奇心。然而也要確定，你回答孩子問題所用的字詞，會讓他們在被問到自閉症手足的事情時，能重複你的答覆。

要認真看待孩子及他們關切的事。請確保他們可以自在地問問題，並且讓他們知道，你沒有全部的答案。誠實的回答就是完整的答案。

請再次對孩子保證，他們和自閉症的手足都是安全的、被愛著的。可藉著在另一個孩子的面前對每個孩子說「我愛你」，來做到這一點。再者，以口頭告訴孩子，自閉症不會致命，也不會傳染。表達對孩子的愛永遠都重要，但是在這個情形下，孩子可能需要被清楚地告知，他們不需要擔心自己的安全等等。問問孩子是否有其他任何關切的事情，然後同樣直接探討之。

雖然回答孩子的問題是重要的事，但別讓孩子沈迷於自閉症

的課題。沈迷於此對你或對孩子是不健康的，而且這表示孩子在尋求父母給予以其他方式證明的完整關注。如果孩子沒有任何問題或關切的事，就不要強迫其討論自閉症。

請讓孩子知道，有其他的兒童處境相同。和別的父母談談，然後訂出讓自閉症兒童的手足一起玩的時間，因為兒童和大人一樣需要同儕的支持。把自閉症兒童的手足帶去學校，以便他們能觀察自己的自閉症兄弟姊妹如何和其他兒童一起學習，這樣也能當做某種形式的支持。參訪能給予他們和老師說話的機會，以及了解有像自己自閉症兄弟姊妹一樣的兒童。這次參訪之旅會使他們覺得自己很重要、覺得自己被接納，這種感受本身會對手足關係有正面的影響。

最後，要為孩子在面對同儕和社群生活會遇到的困難處境做好準備，和被同伴取笑的孩子分享你自己的經驗，會幫助他正確判斷被取笑一事：

1. 這會讓他知道及覺得自己不是孤獨的；
2. 這會幫助他了解，人們常常出於無知而嘲弄他人；
3. 這會幫助他領悟，其他人的想法不一定重要；
4. 這會幫助他決定該如何回應別人的嘲笑行為；
5. 這會讓他對這種情況有更樂觀的看法。

129

針對回應其朋友的發問和可能的嘲笑，請和孩子一起練習，她在難堪的情況下可以使用的話語。但是在這麼做時，請確認，這些回應是選自兒童會彼此說出的話語，例如：

有個孩子以類似下列的話語來回應嘲笑：「我愛我的哥哥，我以他為榮，就算日子難過時也一樣。」或者「我的姊姊有自閉症。」但這個孩子很有可能並不了解自己的回答。關於遇到的情況，孩子的回應必須能發揮有利其了解自己感受的作用，也應該有助於終止被嘲笑的感覺。要教導孩子承認，他的自閉症兄弟或姊妹有時候的確行為怪異，但他也是一個極好的手足。要教導他

說出類似這樣的話：「我的哥哥可能不擅於說話，但他可以拼出幾乎世界上所有的拼圖。」「對，她有時候怪怪的。」或者「他不喜歡等人。你曾看過他跑得有多快嗎？」

鼓勵孩子提出自己對自閉症手足的描述。和孩子一起檢討她自己的優點和缺點，例如，也許她的數學很優異，但是拼字能力需要一點幫助。描繪這些並列的特點，能使自閉症及其治療更容易被了解。

三、創造均等感

所有兒童都各不相同，因此均等不是務實的標準。但無論如何，孩子需要覺得在父母眼中自己和兄弟姊妹都是一視同仁的。上述練習教導兒童她和自閉症的手足各有優點和缺點，他們都需要對自己的缺點再努力一點點，而且他們也都比其他人更喜愛某些活動。了解這些相似點有助於創造手足之間的均等感和友愛。

有自閉症手足的兒童，可能不容易體會父母對於他（她）的成就所感到的驕傲。由於自症兒童即使是小的成就也會不斷被讚美，可能有必要特別關注其兄弟姊妹之成就，以及同樣地經常酬賞和增強他們的正面行為。

自閉症兒童的手足，可能會從以完成家庭作業或在困難科目得到好成績為基礎的酬賞方法獲益。整間房子的家務分擔可以訂出規則，只要自閉症兒童在學習有功能的家務事，兄弟姊妹就可以互相在旁邊做家事。例如，如果自閉症兒童正在擺餐桌，就可以要求其他手足之一去洗碗或倒垃圾，然後兩個人一起吃一份點心做為酬賞（共享點心是手足之間能分享的正面行為，而且是自然的增強物）。

如果治療的過程是在自閉症兒童的房間進行，而且治療期間其他手足不得進入，請設定一個特別的個人時段，讓其他孩子在

130

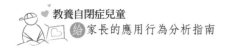

這段時間也是在房間獨處。

四、自閉症兒童的手足是小孩也是個體

有發展障礙的兒童會自然而然需要更多關注，也會比日常生活需要較少幫助的兒童花去父母更多時間。然而和家中其他孩子共度寶貴時光（quality time），不一定意味著減少和自閉症兒童共處的時間。寶貴時光是指，在這段時間中以孩子為優先。即使每天挪出十分鐘時間全力注意每個孩子個人情況的父母都會發現，孩子對身心障礙手足的怨恨很快就減低了。

和孩子共度寶貴時光時，請務必進行她所喜愛的活動，一有機會，就讓她自己選擇活動。這會讓她覺得，你全心和她在一起，而且這是她的特別時間。

對話是幾乎完全不占時間的奇妙活動。問問孩子有關其學校生活、所做的專題或參加的球賽等事情，然後毫不打斷地聆聽他說。另外，不要利用這段時間討論自閉症。

有時，把孩子當做發音板來用，是件容易的事，但重要的是記得：孩子必須就是孩子，他們不應該是父母的支持系統。在對話裡，小心別把自己的情緒和需要投射到孩子身上，也是一件重要的事。

131 　如果自閉症兒童的手足承擔的責任超過其年齡範圍，他自己的童年和發展會很辛苦。當然他的協助是需要的，但是一有機會，就要試著別依賴他的幫忙。自閉症兒童的手足不應該覺得他所分擔的工作和責任是一種負擔，另外，對於有身心障礙手足的兒童而言，父母對他們有高度期望是很自然的事。無論如何，他們當然也會犯錯，尤其是正在尋求父母注意的孩子。請記得：手足不僅是手足而已，他是個孩子，兒童有的需求和煩惱他都有。

五、建立正面的手足關係

教導你的孩子關於自閉症的知識，使他們覺得受到均等的重視，覺得自己在某些方面很像他們的手足（也許他們都喜歡吃穀麥片、喜歡讀書、喜歡Elmo紅毛怪玩偶），而給予他們個別的寶貴時光，會成為建立正面手足關係的基礎。以下是促進正面手足關係的其他點子：

1. **與其思索那些你想鼓勵孩子們去做的、他們未一起做過的事，不如從列出他們共同分享的活動來開始。**如果孩子們會一起看電視，就讓看電視成為特別的時段。藉著說出：「去和你的姊妹（兄弟）一起看電視」來開始這項活動，並且讓孩子知道，他們能一起觀賞電視節目是一件多美好的事。這能給予自閉症兒童正面的增強，也能幫助其他孩子覺得他們正在和自己的手足分享有意義的時間。

2. **鼓勵他們一起玩遊戲。**如果自閉症孩子喜歡玩恐龍玩具，他的姊姊則喜歡玩積木，他們可以在同一間房間各自玩玩具。空間的分享，本質上對人際關係是有益的，即使缺乏互動。

3. **教導自閉症兒童的手足有關應用行為分析（ABA）的一些簡單原則。**當你準備要增加孩子們在玩遊戲時的互動之後，融入一些家長和專業者使用的工具，以及提供孩子有助於獲得自閉症兒童回應的知識，會非常有幫助。請使用這些簡單的建議來教導自閉症兒童的手足：

132

　(1)在和他說話之前，先叫哥哥的名字；

　(2)確定他很專注地看著你；

　(3)一次只給他一項指令；

　(4)在心裡默數三下，然後給他時間思索他該怎麼做；

　(5)如果你必須再問他一次，走過去告訴他你要什麼；

　(6)當他做得很正確時，對他說「謝謝」並且拍拍手鼓勵他，

因為他學會了這樣做。

請記得對兩個孩子的良好互動都給予增強，尤其若某個孩子的努力有一小部分得到了自閉症手足的回報。

令人驚喜的是，接受這些指令之教導的孩子，很快就學以致用地有效呈現差別刺激，以及在沒有任何正式的ABA訓練、也不知道ABA術語之下，卻能善用提示和增強。自閉症兒童的手足可以是優異的教師和朋友，也能夠從引導另一個手足及看著他學習與成長，而獲得美好的感受。

4. 增加自閉症兒童啟動手足互動的可能性。要自閉症兒童的手足拿著自閉症兒童喜歡的玩具（或甚至有增強作用的食物），但不允許自閉症兒童伸手去抓：在給自閉症兒童偏愛的物品之前，應該等待自閉症兒童主動索求。

拿著自閉症兒童偏愛的物品而能有效引發其主動索求的情形，只發生於參與的手足年齡大到足以理解，一旦自閉症兒童正確地索求，他們就必須把玩具給他。這麼做，應該有助於增加自閉症兒童在一天之中的其他時間接近其手足之頻率，此乃因為她的與人接近之行為，透過手足給她偏愛的物品——其作用是自然的增強物，而得到系統化的增強。

執行這項練習的手足，應該只限於年齡大到足以理解，一旦自閉症兒童主動索求，玩具就必須分享。使自閉症兒童偏愛的物品被別人拿著，會增加一天之中的手足互動，因為自閉症兒童會學到，接近她自己的兄弟姊妹會很有增強效果。

5. 和手足練習輪流玩的遊戲。不同於許多其他的手足互動行為，輪流玩的遊戲需要用到少數的口語能力。這種遊戲本身就是增強物，雖然若有需要的話，口頭和可食的增強物都可由父母在整個遊戲中給予（請記得同時增強孩子們）。請採用自閉症兒童已經熟練的遊戲，而在首次對子女說明這個遊戲時，你可能必須監控整個活動，甚至從其身後提示自閉症兒童，以確保輪流順序

正確。

6. **要子女們一起學習模仿粗大動作**。粗大動作的活動很有趣，也很容易給提示。年幼的孩子可以一起模仿父母帶領的動作，而在每項口令之前加上「老師說」一詞，應該不會影響自閉症兒童正確反應的能力，而且也讓活動對參與的其他孩子而言更有趣。較年長的孩子可以當主持人，以排除父母的參與。這個活動應該能讓年長的孩子有機會從自閉症兒童眼中感受到自己的成功、有負責的能力、受到重視，以及活動的趣味性。

給予自閉症兒童的手足這些準則，能幫助自閉症兒童的學習。然而更重要的是，這使得自閉症兒童的手足能成功致力於手足互動，全面創造更好的感受和更正面的手足關係。

134

六、何時排除其他子女的參與

為使上述活動及其他手足互動行為能夠成功，請記得，並非所有的手足互動行為都是正面的。只有在成功的可能性很高時，自閉症兒童的手足才應該參與某項活動。否則，他可能會覺得失敗是他的錯，或者自閉症兒童並不喜歡他。避免產生導致負面感受的情況，意味著不要讓其他子女參與進來，如果：

1. 該活動尚未和大人一起練習到熟練；
2. 該活動甚至不受其中任何一個孩子喜愛；
3. 進行活動的環境可能會令人分心（例如：父親才剛下班回到家或電視是開著的）；
4. 自閉症兒童必須從類似自我刺激行為或讀書等更有增強力的活動，加以重新引導；
5. 自閉症兒童的手足不想要玩遊戲。

有些情況不一定是可預測的，即使是詳細設計的活動也不一定會變成正面的。然而，針對能達成結果而設計的活動，會使手

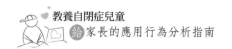

足之間的互動更有可能既正面又有意義。其活動設計要素則包括，了解可能會影響某個活動的情況，以及考慮上述的條件限制。

七、身為自閉症兒童的手足對一個兒童的正面影響

自閉症兒童的手足，在成長過程會學習到支持周圍關心者，以及必要時尋求協助的重要性。他們也傾向於擁有下列共同特質：

1. 增長的耐心；
2. 照顧的能力；
3. 接納及容忍他人；
4. 高度的同情心和同理心。

就像那些手足有其他障礙的人一樣，自閉症兒童的手足能理解，人生不一定是公平的，因此他們能夠付出愛，並且歡度人生及其各種發展方向。

八、結語

手足關係代表的是我們初次體驗的同儕關係，而且也代表我們生命中最長久的人際關係。雖然這種關係可能會隨著時間而改變，但它是長期的、感情最重的關係之一。隨著從兒童長大成人，手足共享的關係對兒童的發展非常重要，尤其在成年之後他們可能更需要相互照顧。

培養正面的手足關係，對任何父母而言都是有挑戰性的任務。正面的手足關係也是自然養成的關係，因為童年一起成長的孩子會覺得彼此有特殊的連結。為幫助自閉症兒童的手足找到自己在家庭中的定位，以及發展更堅固的手足關係，請記得：

1. 教導其他子女關於自閉症的知識；
2. 一有機會就在子女之間營造均等感；

3. 增進正面的手足互動；

4. 使子女之間的連結不僅是手足關係，也是獨立個體之間的
關係。

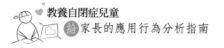

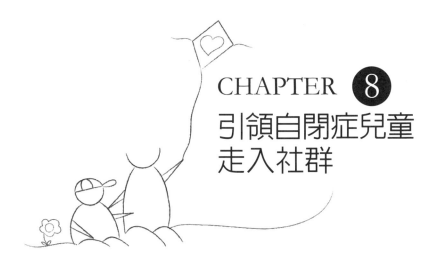

CHAPTER **8**
引領自閉症兒童
走入社群

一、前言：類化的技能和成為
活躍的社群成員之重要性

　　如果某個特定情境下所表現的行為也會表現在類似的情境之中，就產生了類化（見第二章）。技能的類化，是確保某個熟練的技能能幫助兒童各方面生活的唯一方法。類化之後，兒童就能夠在家裡、學校、社群中表現該技能，就能夠在各種情境之中對所有人表現該技能。

　　兒童成為活躍的社群成員，會比只待在家裡消磨時間的兒童得到更多的學習機會。家長也必須有能力帶孩子外出，以完成許多日常家務事，並且使自己成為成人社群的一員。

　　自閉症兒童不會主動類化所有習得的技能，促進其類化技能，需要家長的付出和耐心。自閉症兒童必須在各種場合學習所有的技能，也必須透過接觸不同層面的人來練習技能。有時，看管自閉症兒童在家裡以外的行為是一項挑戰，如果事先準備得宜，外面的環境也可以是非常正面的情境。為提供正面經驗的外出活動

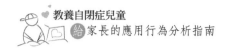
做好準備，涉及到：

　　1. 考慮目的地和喜愛的活動；

　　2. 為孩子的進入社群做好準備；

　　3. 帶上必要的物品；

　　4. 家長的情緒準備。

　　對自己的孩子和自家教養方式有信心的家長，會有更好的能力處理任何可能產生的情況。

二、考慮目的地和喜愛的活動

　　考慮目的地和喜愛的活動，將有助於讓外出進入社群的經驗，對兒童和家長都是愉快的事。對目的地和喜愛活動的考慮事項，舉例如下：

　　1. 考慮孩子可以參與的活動，把這些活動列入外出的行程。如果外出之行包括了兒童能積極參與的活動，就會更成功。在離家之前，先考慮目的地，然後列出孩子在該地點可能會喜愛的少數幾個活動，例如，請求生日派對上能唱孩子熟悉的互動歌曲。

　　2. 把握機會在家裡以外的環境應用孩子已熟練的技能。許多已熟練的技能事實上可以在外面應用，安排孩子的時間讓他在外出時有事可做，會減少這段時間的不當行為。

　　3. 在公園（或走路）時：應用「停下」和「走吧」的口令，也應用其他的動詞指令，例如跑、慢走、單腳跳、往上跳等。

　　4. 在百貨公司裡：複習顏色、衣物分類及自己穿衣的技能。

　　5. 在雜貨店：教孩子索求和做選擇。

　　6. 一有機會就讓孩子有事做。可透過練習上述建議的技能讓孩子忙著。下列則是讓孩子參與外出活動的其他點子：

7. 在動物園：透過詢問孩子動物的名稱及其發出的叫聲，使孩子有事做。

8. 在生日派對時：應用禮貌上的問候、玩遊戲及完成任務的技能。可以把拼圖、木栓板、「洋芋頭先生」之類的玩具都帶來。

孩子受到引導而有事做的外出活動，會比較容易掌控，孩子也會覺得更興奮，例如：

1. 以漸進的小步驟在家練習難度高的外出活動。家長常常必須把孩子帶去一個他還沒有能力參與活動和任務的地方，這些地方包括銀行、郵局、購票排隊處等等。在這種情況下，以小的步驟和孩子一起在家練習外出活動，會有幫助。

2. 每個週末，要全家人為得到一顆糖果而耐心排隊等候。在孩子得到糖果之前，慢慢增加孩子必須花時間等待的時間。這項練習會讓走入社群站著排隊的事情較不令人討厭，尤其如果有把增強物帶來的話。

3. 也可以練習如何適當地散步。在一星期之中花點時間帶孩子做短程的散步。首先，針對走完一個街區而增強孩子，然後是沿著轉角走，依此類推。此練習會讓覺得必須常常抱著孩子的家長，在外出時感到輕鬆一些。

4. 把孩子不喜歡的活動銜接上喜愛的活動。預先安排在社區中活動的時間，以利這些活動的進行是按照發揮增強作用的順序。針對孩子不喜歡的活動減少其耗費的時間，然後就開始喜歡的活動，例如，如果孩子不喜歡吃麥當勞卻愛玩其附設的遊樂場，就先去麥當勞吃含有兩份雞塊（或兒童喜愛的不同食物）的簡餐，然後用餐一完畢，就花點時間在遊樂場玩。到後來，孩子會比較不討厭麥當勞，因為它象徵用餐後有好玩的活動。也可以用這種方式向孩子推介其他的餐廳。

140

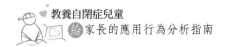
　　把孩子不喜歡的活動銜接上喜愛的活動，會讓他一整天似乎都過得更輕鬆。一段時間之後，它也能教會孩子在從事不喜歡的活動時要有耐心，例如：

1. 把困難的活動留到孩子的情緒比較鬆弛的時候再做。一有機會，就要把最困難的出外活動延後幾天或幾次，直到孩子冷靜下來，更能夠處理壓力。請記得：自閉症兒童不是「笨拙」，而是對於因應環境和不安感，表現出缺乏理解或缺乏能力的行為。請選擇你要戰勝的事項。任何兒童都不可能一下子各方面都有所改進，而且對孩子而言，某些活動可能在某一天或在目前的發展階段上是過於困難的。

2. 把困難的活動保留到對你最合適的那一天。家長必須冷靜準備面對不容易處理的行為，如果在辦公室辛苦了一天，或者因為任何原因而覺得壓力過大，這時候必須把自己的需求納入考慮，不要把孩子帶到她會發脾氣的地方。當你知道自己會有耐心注意孩子可能發生的任何行為時，再帶孩子外出。

三、為孩子的進入社群做好準備

　　花點時間在家裡練習孩子在外出時會遇到的情況和活動，是孩子在進入社群方面能做的最好準備。教導她能夠預期某些情況，然後給她即將需要的溝通工具，以利對必然出現的新情況做出反應。這將使得進入社群的過程更輕鬆，不論孩子在一路上可能遇到任何困難〔Carol Gray 曾提出能幫助自閉症個體為各種情境做準備的社會故事（social stories）〕。

　　請事先提供孩子一天的時間表。所有兒童和成人對於預期中的事會做得比未預期到的事更好，如果出人意外的事比較少，而且當天的活動更可預測，在轉換活動方面曾經遇到更大困難的自

閉症兒童，會發現自己更能忍受外出。有不同的方式可以提供孩子時間表：

1. 為當天的活動拍下照片，然後貼在牆上孩子可以摸到的地方。如此一來，你可以先瀏覽早上的活動流程，然後再開始每個活動。用魔鬼粘把照片貼在牆上，能讓兒童一有機會就能選擇他在這一天將完成的活動順序。

2. 在提醒識字兒童每天的作息方面，文字版的時間表很有用。如果作息必須變更，在時間表上寫出改變之處，可以減低由不確定感所造成的焦慮。

3. 對於擅長排序的兒童，可以口頭告訴他們一天的時間表。例如：「我們要先去銀行，去過銀行之後，我們會去貝果店。」宜多花一分鐘時間確定孩子理解活動的順序，例如問孩子：「我們會先去哪裡？」和「去過銀行之後我們要去哪裡？」

選擇一份對所含活動和孩子的理解程度都很適合的時間表。視其需要而定，兒童可以有一種以上的時間表，例如，雷恩有一份文字版的上午時間表，這份時間表貼在他的房間門上以提醒他穿衣、上廁所、把書包帶到前門，以及吃早餐。針對外出到社區之中，他也有一份包含照片的時間表，這份時間表則是由魔鬼粘組合的。如果某一天，雷恩要去雜貨店、圖書館及游泳池，他可以把這些照片粘在小相簿中，然後帶著它做為提醒。 *142*

時間表能幫助孩子一天之中的活動轉換，如果無法提供時間表，向孩子預告某個活動即將結束，將有助於使活動更順利轉換到下一個。有些孩子已經準備應用這個機會來學習如何看錶，對於還不適合使用手錶的兒童而言，父母可以設計一種信號，然後一貫地用於表示活動轉換時間。例如，莎莉本來不想去公園，但她一旦在沙箱中玩起來，就想留在那裡，而不想去游泳；當她在游泳池待上一會兒之後，她又拒絕離開水裡去吃午餐。莎莉的媽

媽為她設計了一種表示轉換時間的信號。在莎莉必須出門去公園的兩分鐘之前，媽媽會按鈴提醒；在莎莉必須離開沙箱、離開游泳池，或者結束任何活動，以開始另一個活動的兩分鐘之前，媽媽也都會按鈴。現在莎莉已經能夠自己做好準備，活動的轉換也進行得更順暢。

鈴聲是信號，被學校普遍採用的鈴聲旨在表示：休息時間已過，即將開始上課。其他可能的信號包括：代表「停」的紅燈、代表「行」的綠燈、歌聲，以及閃爍的亮光。一旦選定信號，就必須一致地用於所有的轉換時間，以利維持效果。

教導孩子如何表達他的希望，將會使他在社群中得到社會的增強和認可，並且避免下列的可能不安狀況：

1. 教導孩子避開不安狀況的方法。知道何時要說「不」的孩子，如果被要求參加他不想做的活動，例如，吃不喜歡的食物，或身體熱的時候穿上毛衣，會比較不可能發脾氣或造成騷動。

2. 教導孩子把活動結束的適當方法。孩子應該要有能力表達她想離開某個場合，教孩子「我不要在這裡」或「我不要做這件事」的說詞，不表示每次她提出要求都會被接受，但是它的確打開溝通的管道。如此一來，當她有可能離開某個場合或結束某個活動時，就能以合宜的方式來做，而且會因為適當提出要求而受到增強。

3. 教導孩子在同儕互動方面的自信心（assertiveness）。幼童往往會相互拿走玩具和其他物品。教導兒童告訴玩伴：「拿回來」，會減少玩具被拿走之後發生的啼哭，也會增進兒童在任何社會情境下的自信心──在該情境下，他被要求要和手足與（或）同儕互動。

4. 教導孩子如何要求休息。有時，想要離開某個場合的兒童，可能會被允許離開一小段時間。與其啼哭，然後被父母帶

143

出去直到安靜下來,孩子可以藉由說出:「我需要(或想要)休息一下」,來表達想離開的需求,然後父母可以帶他去散個步或喝個水。

5. 教導孩子如何要求更多的時間。我們常常認為,孩子理所當然有能力要求在公園多待五分鐘,或者在游泳池多留十分鐘。對自閉症兒童而言,掌握時間概念是更為困難的事;然而,對於擅長表達技能的兒童而言,要求更多時間參與某個活動,就像是要求更多食物或更多積木一樣,因此教導這項概念值得家長付出努力。

當孩子一開始出現不想結束目前活動的跡象時,提示他用這些話來表示:「我還沒準備好」、「我能留下來嗎?」或「快好了」,然後允許他再進行活動五分鐘或十分鐘(可安排在十分鐘到了之後進行後測,直到孩子完全學會這項概念)。

給孩子每天的時間表,會讓自閉症兒童掌握到他常常需要的可預測性,也可以讓孩子參與安排每天的活動,但請記得:在轉換活動之前打信號,能幫助孩子準備從一個活動進到下一個活動。教導孩子在發生新狀況時能表達反應與需要之技能,也是重要的事,尤其如果這些新情況涉及社會互動。最後,請總是試著給予孩子可能的選擇並允許他做決定。孩子常常會同時拒絕接受著色簿和派對吹捲玩具(blower),但如果給他二擇一的選擇機會,他會很高興選其中之一。即使是讓孩子在超市中選擇要拿葡萄或麵包,都是在給孩子自己做決定和參與活動的機會。

144

四、帶上必要的物品

來自家裡的物品能讓家長把不順利的外出活動變成順利的。人在現場卻不參與社群活動的孩子,可以玩形狀分類器、串珠、玩具車或瀏覽一本書,這時候,他不再無所事事,反而能夠很恰

當地進行已經熟練的任務，並且繼續忙著。在選擇外出要帶上的物品時，請謹記以下原則：

1. 所選的物件必須吸引孩子、刺激孩子。帶上他能夠獨自玩的遊戲，而且需要一些時間才能完成；或者帶著孩子喜歡的玩具，使得適當地玩玩具能發揮增強作用。

2. 如果玩具派不上用場時（例如，走路中或在禱告的地方），可食的增強物容易攜帶又容易交給孩子。例如，糖果、動物餅乾及甘草根等可食的增強物，都可以巧妙地用來增強在社群中的合宜安靜行為。

3. 對於有自我刺激習慣的孩子，可能有必要提供其替代的感官輸入。這意味著，為會大聲唱歌的孩子帶上隨身聽以提供聽覺的輸入，或者對喜歡斜視的孩子帶上萬花筒以提供視覺的輸入。有時，做為替代的感官輸入物，會比較不適合也不允許在家裡使用，但這些物品對於順利完成走入社群的外出活動是必要的，例如，給孩子一條繩子讓他安靜地玩，其優點可能勝過缺點。

4. 帶各種物品會使得孩子更有可能想要其中之一。請記得：孩子可能今天要拼圖玩，明天變成要玩洋娃娃。物件的多樣性也可以讓她選擇自己想玩的增強物（或玩具），這樣做可以透過做決定而增進其獨立性。

要一直記得增強孩子的適當行為。幫助孩子順利外出到社區進行活動的關鍵，不只是帶上必要的物品，而是在適當時間用上這些物品。當孩子發脾氣時，不要給他有增強作用的物品，這樣做會增強不良的適應行為。相反地，從一開始就要定時給他增強，以避免他的脾氣完全爆發。如果他真的公然表現不當的行為，請試著在給予增強的物件之前，先把他重新引導到更適當的行為。

五、家長的情緒準備

　　家長常常發現，當他們和孩子在社群中顯露某些行為時，附近的人都會急著對他們的情況提供建議和意見。所有家長都聽過對他們不表贊同的批評，例如：「這個小孩應該留給褓姆帶！」「看他們是怎麼寵他的！」以及「他們對那個孩子做了什麼！」這些驚嘆句聽起來可能會非常難受，尤其對自閉症兒童的父母而言。

　　自閉症不被社會上大多數人所熟知或了解。其症狀不一定都能輕易診斷出來，自閉症兒童也沒有可區辨與其他兒童差異的身體特徵。孩子有類似唐氏症或腦性麻痺障礙的父母會發現，社群中的人對他們的孩子是同情的、諒解的，而且可以信賴他們的支持。但是自閉症兒童的家長不一定能夠從這類的支持獲益，因為社群成員不一定能發覺，自閉症兒童正在努力掙扎，需要特別的關注和愛護。

146

　　任何家長聽到有關自己孩子、令人心痛的陳述，想要回應是理所當然的。典型的行為反應可以包括痛苦但精確的回答、高度個人化的長篇說明、簡要的說明、說謊，以及（或）沈默的眼淚。視情況而定，所有這些行為反應可能都是適當的。然而，針對遇到沒有同情心的社群成員做好情緒上的準備，將幫助你有所準備，以致於令人不愉快的情況會更順利解決。你的行為反應不應該助長不安，反而應該針對安撫內在的緊張，以及增進自己正確應付及處理孩子行為的能力。

　　身為父母，請在進入社群時了解自己對孩子、對自閉症的知識，以及在專業上會被接受的行為技術。雖然沒有任何父母是完美的，所有父母也都被允許犯一些錯誤和碰到一些困難，但是你必須善於照顧自己的孩子。

　　也請了解，你對其他社群成員的反應，可能無法使他（她）

對於你及自閉症孩子每天面對的掙扎產生足夠的洞見。外出時，要有應付其他社群成員的心理準備。簡短的回答和陳述事實的說明會更容易被理解，可是請記得：你的回應不是為了有益他們的情緒，而是為了有益你自己的情緒。

以下是家長外出到社群中，可能經常遇到的一些批評之舉例。筆者針對每個批評，列出四則反制的句子。前兩種（反應 A）可發揮心理反應的作用，無論何時覺得有幫助，都可以對自己這麼說；後兩種（反應 B）是針對你遇過的令人心痛之批評的可能口頭反應。

批評一

「那個孩子應該留在家裡讓褓姆照顧！」

回答

A）「比起把他留在家裡和褓姆在一起，藉著帶他一起出來，我給孩子更多的學習經驗和機會來成長。」

A）「如果她（他）有小孩，他們也會體驗到辛苦的日子。」

B）「如果從來不准孩子外出，我無法教導他在公共場所要如何表現行為。」

B）「我愛我的孩子並以他為榮，即使是在辛苦的日子裡。」

批評二

「看看那對父母多麼寵那個男孩（女孩）！」

回答

A）「只要他們知道我的兒子（女兒）每天多辛苦地學習，他們就知道他（她）絕沒有被寵壞。」

A）「我知道我現在所做的事，對孩子是有益的。」

B）不回應（請記得：你不一定需要回應陌生人主動的批評）。

B）「我的孩子有自閉症。」

請參考表 8-1，並且記得：這項練習對你個人有益。你不需要對干擾你養育孩子的陌生人負責，你也不需要因為困窘而回應。你的孩子正在努力學習發展，而且很棒！

令人心痛的批評不一定是有意的，隨著對你自己的知識更自在，對你的孩子及其行為更自在，你的信心會減輕任何不表贊同的表情和意見之傷害，甚至發揮完全阻斷這類言行的作用。

六、結語

身為活躍的社群份子，孩子會接觸到很多新的學習經驗。有了適當的準備和練習，外出活動能讓自閉症兒童有機會類化他們在家裡和學校已經熟練的技能。

為增進正面的、順利的外出之行，事先安排活動並且牢記孩子能夠在社群中積極練習的技能是件重要的事，這些活動也可以事先在家裡練習過。把孩子不喜歡的活動和喜愛的活動彼此輪換，會增進當天的整體成果，它也會教導孩子去忍受、甚至喜愛先前厭惡的活動。

一天之中，各種增強物都應該帶著，並且定時給予兒童做為良好行為的酬賞。來自家裡的玩具和活動可被用來替代不順利的社群活動，以幫助孩子表現適當的行為。

時間表能增加可預測性。如果不可能提供時間表，就幫孩子為轉換活動做準備。讓孩子做決定將會增進他的獨立和順從，教導他需要的用語，以利表達期望和不安的感受。

最後，請記得：每個家長至少都會經歷一次自己公然發脾氣的情況。在進行順利的外出活動時，你對自己奇妙到驚人的孩子會有信心和安慰感，因為他（她）每天都在學習和成長。

表 8-1

思考你自己內心的回應，以及你可能在社群中遇到的各種批評之反駁句：

1. 批評
   「他們對那個孩子做了什麼！」
   回答
   A）＿＿＿＿＿＿＿＿＿＿＿＿＿＿＿＿＿＿＿＿＿＿＿
   B）＿＿＿＿＿＿＿＿＿＿＿＿＿＿＿＿＿＿＿＿＿＿＿

2. 批評
   「那個孩子實在需要管教！」
   回答
   A）＿＿＿＿＿＿＿＿＿＿＿＿＿＿＿＿＿＿＿＿＿＿＿
   B）＿＿＿＿＿＿＿＿＿＿＿＿＿＿＿＿＿＿＿＿＿＿＿

3. 批評
   「如果我是那個孩子的父母，我會……」
   回答
   A）＿＿＿＿＿＿＿＿＿＿＿＿＿＿＿＿＿＿＿＿＿＿＿
   B）＿＿＿＿＿＿＿＿＿＿＿＿＿＿＿＿＿＿＿＿＿＿＿

4. 批評
   ＿＿＿＿＿＿＿＿＿＿＿＿＿＿＿＿＿＿＿＿＿＿＿＿＿
   回答
   A）＿＿＿＿＿＿＿＿＿＿＿＿＿＿＿＿＿＿＿＿＿＿＿
   B）＿＿＿＿＿＿＿＿＿＿＿＿＿＿＿＿＿＿＿＿＿＿＿

5. 批評
   ＿＿＿＿＿＿＿＿＿＿＿＿＿＿＿＿＿＿＿＿＿＿＿＿＿
   回答
   A）＿＿＿＿＿＿＿＿＿＿＿＿＿＿＿＿＿＿＿＿＿＿＿
   B）＿＿＿＿＿＿＿＿＿＿＿＿＿＿＿＿＿＿＿＿＿＿＿

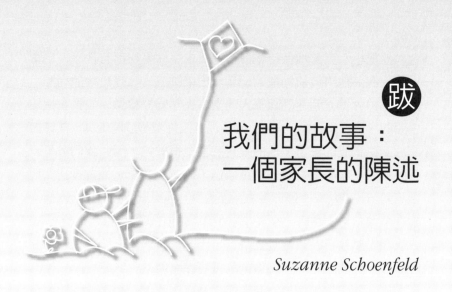

我們的故事：
一個家長的陳述

跋

Suzanne Schoenfeld

　　對我而言，二月二日是我記憶中永遠無法抹去的日子，無論經過多少時光，這件事感覺就像昨天才發生。二月二日，那天我的第二個孩子即將出生，在我出門前往醫院前，我抓了郵件帶在身上以便有東西可以閱讀，因為我從過去的經驗知道，分娩要花上一段時間。辦好入院手續，把自己安置在病房之後，我伸手去拿那一疊從家裡帶來的信件，一看是帳單、帳單、帳單、垃圾信件，以及一個大的馬尼拉紙信封。

　　我打開信封，渾然不知這看似單純的動作會永遠改變了我的人生。信封內是關於我的兩歲半兒子喬登的報告。對於喬登的發展，我已經關心了一段相當長的時間。他看起來很像個聰明的小孩，但是有一些稍微怪異的行為讓我有些不自在。例如，當我叫他時，他從來不會放下正在忙的事再抬頭看一下，他幾乎像個聾子一樣。然而，他會豎耳傾聽那些我幾乎無法偵測到的聲音，例如外子從大廳走向我們家的腳步聲，甚至在他把鑰匙插入門鎖之前的腳步聲。他很少說話，但是會輕輕敲打出收音機播出的任何一首歌曲之旋律。他是我所知道唯一能一拍不少地敲打出「賓果」

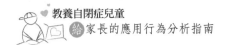

歌的小孩。

152

　　他很小心翼翼地保持乾淨，也要求每件事物都有秩序。事實上，沒有其他事情比把他的玩具拿出來排成一直線更令他高興，而這條線會筆直到連訓練軍人的士官長都覺得驕傲。如果我把線中間的一個玩具移動了 1/4 公分，他會貼近看著這個玩具，然後把它放回更正確的位置。他的嗅覺感官也很敏銳，因此我們散步經過餐館時，我必須帶著他快跑通過，以免他嘔吐。他會發狂似地很高興，一邊跳舞一邊伸手去抓那些只有他可以看到的小粒塵埃；但在飛機飛過頭頂時，卻從來看不到我指出來的嘈雜大飛機。

　　我必須停止帶著喬登去超市，因為他會一直又哭又喊，想要趕快離開他的幼兒車，就像他的這條命全靠這一次的行動一樣。有一回有個賣場經理以為我在綁架喬登，不然一個小孩怎麼會那樣子一直哭喊，這位經理不讓我離開賣場，直到我能證明自己的確是喬登的媽媽而不是綁架者。如果喬登不小心撞到牆，他只會自己爬起來，連哭都不哭；但如果某個人試圖碰他，他會好像很痛一樣地嚎啕大哭。

　　他也非常講求儀式化的行為。例如，如果我們拿餅乾給他當點心，他會先把餅乾放在桌子上再拿起來，然後才會吃。同樣地，如果去拜訪朋友，我們總是要走相同的熟悉路線。如果交通阻塞必須改走另一條街，他就會因此哭上幾個小時。即使我們只去過某個地方一次，他也會記得路，這真是很神奇。

　　如果從一個房間到另一個房間去，他會把他的玩具蒐集起來隨身帶著。有時，他小小的手臂上夾著十到十五件東西，令我想起為過冬而囤積堅果的松鼠。

　　然而，我認為最困擾我的是他忽視我的方式。無論多努力試著和他一起玩，他都沒有興趣。他喜歡把時間花在捕捉灰塵微粒，或者連續幾個小時把積木咚咚撞在一起。有時，他會讓我讀書給他聽，但都是照著他的條件。我曾經向小兒科醫師說過我的擔心，

卻總是聽到相同的回答：「他是男生，男生比較晚開始說話，要有耐心。」不滿意這種答覆，我決定尋求外部意見，以明白是否因為這些怪癖使喬登之為喬登，或者這完全是另外一回事。

於是我坐在醫院的病床上等待女兒的誕生，一邊讀著來自外部專業者的報告。這不是好消息，報告上說喬登很難鑑定，因為他不肯和鑑定者配合，接下來就繼續列出六頁他們無法鑑定的所有事項。他們總結的事實是，喬登目前的行為功能是十二到十八個月大的兒童；他們建議讓他接受語言和職能治療的學前課程，各一週兩次，每次半小時。我知道喬登的語言發展有點遲緩，但我從未想過是這種程度。他看起來這麼聰明，總是做一些伶俐的小事情，鄰近的小孩沒有一個能跑得跟他一樣快，怎麼可能這個兩歲半大孩子的行為功能只有一歲小孩程度？就算是這種情形，小兒科醫師怎麼會沒注意到這樣的差異？尤其我已經提過我的擔憂！

我試著了解所有的資訊，但現在是催產的時候了。傷悲必須等到分娩完之後再說。我的女兒稍晚誕生，她健康良好，十個手指和腳趾都有。接下來的幾天我們都非常忙碌，被有新生兒要照顧的喜悅和責任所包圍。

生活終於進入常軌，是再度把焦點放在眼前問題的時候了。我為喬登辦好了一所幼稚園的入學註冊，他也開始上專家建議的課程，但我無法聲稱他非常高興去上學。他出門時把所有的玩具拿在手上，幾乎整天都帶著它們。當其他孩子因為晨圈時間（circle time）聚在一起時，他會跑到房間的另一邊自己一個人待著，眼角則瞟過去看他們。在點心時間，他也不坐在其他孩子旁邊，於是老師們把他用安全帶綁在椅子上。一天之中的大半時間他都坐在鏡子前，把積木碰撞得咚咚響。

喬登持續參加這個課程幾個月，但只達成小小的進步。每次我詢問老師他的進步情形，他們總是說：「他的表現很好，的確

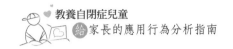
在進步。」但是我沒有看到。我開始要求更多的答覆，卻被這樣的話打敗：「我們不喜歡給這麼小的孩子貼標籤，請花更多時間和他在地板上一起玩。」在某個特別難以忍受的日子之後，我轉向外子，向他說：「有些事情不對勁，他們有些事情沒告訴我。」我拿出大學時代的舊心理學教科書開始整個讀過，以針對問題可能是什麼找出某種線索。

我發現線索就在第 663 頁，它有一份與自閉症有關的行為檢核表，看完這份檢核表，我的心中產生一股只有為人父母才能知道的低落感。我看得出來，喬登幾乎每一種提到的行為都有：他把玩具排成一列；他會一次原地轉圈幾個小時而不會頭暈；他不和其他小孩玩；他把人看成是物品；除非把兩塊積木碰得咚咚響或轉動玩具車的輪子，否則他都不玩玩具。這份檢核表沒完沒了，我想我差不多每個項目都打勾了。這幾乎像是我家裡有一部隱藏式攝影機記錄著喬登人格特質的細微差異，然後轉譯到這本書裡。我充分確信喬登有自閉症。

第二天我去了喬登的學校，把我發現的資訊呈現給教導他的不同教師小組看。他們試圖說服我，喬登年紀還小，有許多同齡的孩子也有這些怪異行為，但後來往往都會消失不見，我是在浪費時間杞人憂天。我不確定自己被說服了，因為回家之後我和外子決定尋求第三者的意見。後來我們花了幾個月的時間，一個醫生接著一個醫生地請求診斷喬登。我們不斷得到相同的答案：「他的年紀小到無法診斷，讓我們等看看他到三歲時會發生什麼事。」所有這些醫生都講一樣的話，因此我們認為他們必定是對的。在兒童發展方面，我們當然沒有像他們一樣多的經驗，然而，我們還是不安心。

155　　喬登的三歲生日到了又過了，我還是沒有看到太大的進步。我繼續帶他去給醫生看，最後終於找到一名醫師說他「類似自閉症」，但他打發我們回去，沒有給任何建議。在接下來的幾個月，

我們收到了「類似自閉症」的診斷結果，包括廣泛發展障礙（PDD）、未明示廣泛發展障礙（PDD-NOS），以及「自閉症」。我開始對所有這些相互矛盾的診斷結果做研究，後來才了解它們幾乎是相同的。

真正的問題在於，對這個問題我們要怎麼做？大多數的醫師只是提出診斷結果，而沒有想到介入治療。我們得到的唯一建議是來自一名醫師，他告訴我們要有耐心，因為我們所做的是非常耗時費力的事。然後他提出的建議和喬登的學校說的一樣，那就是坐在地板上和喬登一起玩，不過他連如何讓喬登坐在地板上和我們玩都沒有說，更何況是讓喬登看著我們！

在我進行研究期間，我偶然發現一本由一位母親所寫的書，她有兩個孩子被診斷出自閉症，後來使用應用行為分析法（ABA）來幫助他們。讀完這本書之後，我知道自己已經找到答案，而且我們必須對喬登試驗這種介入治療。我聯繫鎮上一個提供自閉症兒童服務的組織，並且和一位負責行為訓練的年輕小姐談過話。和她會面之後，我懇求她私下教導喬登，最後她同意安排一套在我們家進行的ABA計畫。她和其他兩位同事，在喬登從幼稚園下課回家之後會教導他。

雖然為了就要開始進行我認為會幫助喬登的事情而興奮著，但我認為自己其實更緊張、更害怕。這些會來我家並且教導我的孩子的人，會是誰？如果介入治療沒有效果，他也沒有進步，該怎麼辦？我們接下來該做什麼？

一月十七日就是開始行動的日子。自從收到對喬登做的那些初步報告，幾乎已經過了一整年，而我們失去了這麼多寶貴的時間。門鈴響了，站在我面前的是自稱治療師的年輕小姐。她把喬登帶進他的房間，立即開始教導他。她命令他看著她，要他把手臂舉過頭，要他安靜地坐在椅子上──完全不綁安全帶，但也不讓他把積木撞得咚咚響。如果他想要和她們玩，或者想玩任何玩

156

具,那麼他必須以正確的方式來玩,例如,積木是用來堆疊而非咚咚碰撞,玩具車是用來駕駛而非原地旋轉,樂器是用來彈奏而非排列成隊。噢,他很生氣!沒有人曾經對他下過這些命令,他抗拒她及她的命令,但是他無處可跑、無處可躲。這個陌生人監控他的一舉一動,從不讓他逃出視線一秒鐘!說實話,我自己完全不知道如何看待這些,我左右為難,既想幫助孩子突破他的自閉症,又想保護孩子逃開這個侵入我們生活的陌生人。

幾個星期過去,事情開始穩定下來,喬登甚至開始期待他的放學後課程。治療師若到來,喬登就會把我推出他的房間,以便自己一個人向她學習。他們會一起學習各種事物,例如如何配對、模仿動作、指出他想要的物品,以及正確地玩玩具。他注視我們的頻率稍微多了一些,也學會端正地坐在椅子上。他每天進步一點點,很快就連親朋好友都開始注意到這些進步。在治療師教導喬登三個月之後,我決定對學校分享我們在家裡對喬登一直在做的事。雖則他們都同意,看見喬登在整體人際關係和坐的技能之進步,但卻對於我們以ABA治療他,感到十分震驚。他們質問我們:難道不知道這是虐待兒童,而且會製造出機器人一般的小孩嗎?我離開了那場會談,也知道喬登永遠不會再踏進這所學校,因為他的進步是不可否認的。我們逐漸增加喬登在家裡的時間,一直到他每週接受三十到四十個小時的ABA治療。整天讓治療師進進出出你家,是令人疲勞的事,要支付像這樣的課程也不便宜,在財務或情緒上,這都不是容易的決定,但卻是正確的決定。

回顧過去三年,我看到一個小男孩有了目前的進展。他也許無法像我所讀那本書中的孩子一樣地「復原」,但我堅信他有今日的發展是因為 ABA。喬登目前正接受中心為本位的(enterbased)ABA計畫,學習如何像其他同齡兒童一樣地閱讀和寫作。藉著使用行為的策略和將其應用到日常生活,我們繼續在課後教導他。他現在可以自己倒水喝、自己獨力穿衣、表達他的需求和

想做的事，甚至會說「我愛你」。他還在辛苦學習各方面的語言表達，但是每天都持續有小小的進步，他是很有感情的兒子，也是愛和妹妹玩捉人遊戲的可愛大哥。有些日子的情況比其他日子更好，但每天都有某個我們從未認為可能的小奇蹟會出現。

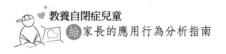

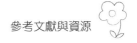
參考文獻與資源

● 期刊論文

American Psychiatric Association (1994) *Diagnostic and Statistical Manual* (4th edition). Washington, DC: American Psychiatric Association.

Arendt, R. E., MacLean, W. E. Jr., and Baumeister, A. A. (1988) 'Critique of sensory integration therapy and its application in mental retardation.' *American Journal on Mental Retardation 92*, 401–411.

Carr, E. G. and Durand, V. M. (1985) 'Reducing behavior problems through functional communication training.' *Journal of Applied Behavior Analysis 18*, 111–127.

Delmolino, L. M. and Romanczyk, R. G. (1995) 'Facilitated communication: a critical review.' *The Behavior Therapist 18*, 2, 27–30.

Lovaas, O. I. and Smith, T. (1989) 'A comprehensive behavioral theory of autistic children: paradigm for research and treatment.' *Journal of Behavior Therapy and Experimental Psychiatry 20*, 17–29.

Rimland, B. and Edelson, S. M. (1994) 'The effects of auditory integration training on autism.' *American Journal of Speech–Language Pathology 3*, 16–24.

Rincover, A. (1978) 'Sensory extinction: a procedure for elimination of self-stimulatory behavior in psychotic children.' *Journal of Abnormal Child Psychology 6*, 299–301.

Rutter, M. and Schopler, E. (eds) (1978) *Autism: A Reprisal of Concepts and Treatment* pp.1–25. London and New York: Plenum Press.

Schopler, E. and Olley, J. G. (1982) 'Comprehensive educational services for autistic children: the TEACCH model.' In C. R. Reynolds and T. B. Gutkin (eds) *Handbook of School Psychology* (pp. 626–643). New York: Wiley.

160 ● **專書**

Attwood, T. (1998) *Asperger's Syndrome: A Guide for Parents and Professionals.* London: Jessica Kingsley Publishers.

Baker, B.L., Brightman, A.J., Blacher, J.B., Heifetz, L.J. and Hinshaw, S.P. (1997) *Steps to Independence: Teaching Everyday Skills to Children with Special Needs* (3rd edition). Baltimore, MD: Brookes Publishing.

Beyer, J. and Gammeltoft, L. (1999) *Autism and Play.* London: Jessica Kingsley Publishers.

Briggs, F. (1995) *Developing Personal Safety Skills in Children with Disabilities.* London: Jessica Kingsley Publishers.

Carr, E.G., Levin, L. *et al.* (1994) *Communication-Based Intervention for Problem Behavior.* Baltimore, MD: Brookes Publishing Co.

Durand, V.M. (1998) *Sleep Better! A Guide to Improving Sleep for Children with Special Needs.* Baltimore, MD: Brookes Publishing Co.

Durand, V.M. (1990) *Severe Behavior Problems.* New York NY: Guildford Press.

Fling, E.R. (2000) *Eating an Artichoke: A Mother's Perspective on Asperger Syndrome.* London: Jessica Kingsley Publishers.

Foxx, R. (1982) *Increasing Behaviors of Persons with Severe Retardation and Autism.* Champaign IL: Research Press.

Foxx, R. (1982) *Decreasing Behaviors of Severely Retarded and Autistic Persons.* Champaign IL: Research Press.

Freeman, S. and Dake, L. (1996) *Teach Me Language: A Language Manual for Children with Autism, Aspergers Syndrome and Related Disorders.* Langley BC: SKF Books.

Gray, C. (1994) *Social Stories ... All New Stories: Teaching Social Skills.* Arlington TX: Future Horizons Inc.

Gray, C. (1994) *Comic Strip Conversations.* Arlington TX: Future Horizons Inc.

Gray, C. (1993) *The Original Social Story Book.* Arlington TX: Future Horizons Inc.

Harris, S.L. (1994) *Siblings of Children with Autism: Guide for Families.* Bethesda MD: Woodbine House.

Harris, S.L. and Handleman, J.S. (1994) *Preschool and Education Programs for Children with Autism*. Austin TX: Pro-Ed.

Harris, S.L. and Weiss, M.J. (1998) *Right from the Start: Behavioral Intervention for Young Children with Autism*. Bethesda MD: Woodbine House.

Hileman, C. (1997) *Point, Click and Learn*. Arlington TX: Future Horizons Inc.

Keenan, M., Kerr, K.P. and Dillenburger, K. (1999) *Parents' Education as Autism Therapists: Applied Behavior Analysis in Context*. London: Jessica Kingsley Publishers.

Koegel, L.K., Koegel, R.L. and Dunlap, G. (1996) *Positive Behavioral Support: Including People with Difficult Behavior in the Community*. Baltimore MD: Paul H. Brookes Publishing Co.

Koegel, R. and Koegel, L.K. (1995) *Teaching Children with Autism*. Baltimore MD: Paul H. Brookes Publishing Co.

Lovaas, O.I. (1991) *Teaching Developmentally Disabled Children: The Me Book*. Austin TX: Pro-ed.

Lowman, D.K. and Murphy, S.M. (1998) *The Educator's Guide to Feeding Children with Disabilities*. Baltimore MD: Paul H. Brookes Publishing Co.

Luiselli, J.K. and Cameron, M.J. (1998) *Antecedent Control: Innovative Approaches to Behavioral Support*. Baltimore MD: Paul H. Brookes Publishing Co.

Martin, G. and Pear, J. (1992) *Behavior Modification: What it is and How to Do it*. Englewood Cliffs NJ: Simon and Schuster Company.

Maurice, C. (1994) *Let Me Hear Your Voice*. New York NY: Random House, Inc.

Maurice, C., Green, G. and Luce, S.C. (1996) *Behavioral Intervention for Young Children with Autism: A Manual for Parents and Professionals*. Austin TX: Pro-ed.

McClannahan, L.E. and Krantz, P.J. (1999) *Activity Schedules for Children with Autism: Teaching Independent Behavior*. Bethesda MD: Woodbine House.

161

162

Meyer, D.J. (1997) *Views from Our Shoes: Growing Up with a Brother or Sister with Special Needs.* Bethesda MD: Woodbine House.

Newman, S. (1999) *Small Steps Forward.* London: Jessica Kingsley Publishers.

162   Powers, M.D. (2000) *Children with Autism: A Parent's Guide* (2nd edition). Bethesda MD: Woodbine House.

Romanczyk, R.G., Lockshin, S., and Matey, L. (1994) *The Individualized Goal Selection Curriculum (IGS).* New York NY: Appalachian.

Schwartz, S. and Heller Miller, J.E. (1996) *The New Language of Toys: Teaching Communication Skills to Children with Special Needs.* Bethesda MD: Woodbine House.

Siegel, B. (1996) *The World of the Autistic Child: Understanding and Treating Autistic Spectrum Disorders.* New York NY: Oxford University Press, Inc.

Siegel, B. and Silverstein, S.C. (1994) *What About Me? Growing Up with a Developmentally Disabled Sibling.* New York NY: Plenum.

Staub, D. (1998) *Delicate Threads: Friendships Between Children with and without Special Needs in Inclusive Settings.* Bethesda MD: Woodbine House.

Thompson, M. (1996) *Andy and his Yellow Frisbee.* Bethesda MD: Woodbine House.

Wheeler, M. (1999) *Toilet Training for Individuals with Autism and Related Disorders: A Comprehensive Guide for Parents and Teachers.* Arlington TX: Future Horizons Inc.

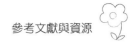

資源

● 錄影帶

- 自閉症觀點（Autism Perspectives）
- 審思自閉症 （Autism Insights）
- 連結──感覺統合與自閉症（Making Contact-Sensory Integration and Autism）

  Media/Publication Division Continuing Education Programs of America

  PO Box 52

  Peoria, IL 61650

  (309) 263-0310
- 自閉症：「家長能做什麼？」（Autism: 'What Can Parents Do?'）

  California School of Professional Psychology, LA
- 寶寶的第一印象系列 （Baby's First Impressions Series）

  四季

  聲音

  頭到腳趾

  有趣的食物

  數字

  字母

  可購自「Different Roads to Learning」（見下列用品目錄）
- 行為矯治訓練（Behavior Modification Training）

  Community Services for Autistic Adults and Children

  751 Twinbrook Parkway

  Rockville, MD

  301-762-1650
- 自閉症兒童的行為治療（Behavioral Treatment of Autistic Children）

  Focus International, Inc.

  14 Oregon Drive

163

Huntington Station, NY 11746

(516) 549-5320

(800) 843-0305

- 了解自閉症兒童系列（Bridges for Children with Autism Series）

Bridges

PO Box 35

Burnt Hills, NY 12027

(888) 222-8273

- 兄弟姊妹：給身心障礙兒童手足的錄影帶（Brothers and Sisters: A Video About Siblings for Siblings of Children with Disabilities）

Autism Society of British Columbia

- 分立練習訓練法的教學（Discrete Trail Teaching）

New York Families for Autistic Children

83-10 149th Avenue

Queens, NY 11414

(718) 641-6711

Fax: (718) 843-0036

- 控制社群情境下的行為（Managing Behaviors in Community Settings）

Indiana Resource Center for Autism

Indiana Institute on Disability and Community

2853 E. Tenth Street

Bloomington, IN 47408-2696

(812) 855-6508

Fax: (812) 855-9630

164
- 特殊兒童錄影帶系列（Special Kids Videos）

身體部位及打扮

動物、鳥和魚

一天的事情

準備妥當

拼字

學校的一天

讓我們去……

- 特殊兒童（Special Kids）

  PO Box 462

  Muskego, WI 53150

  1-800-Kids-153

  Fax: (262) 679-5992

  www.specialkids1.com

- 教導有發展障礙的人（Teaching People with Developmental Disabilities）

  Research Press

  Department 141

  PO Box 9177

  Champaign, IL 61826

  (217) 352-3273

- 自閉症的時代（The Age of Autism）

  Mark-It Television (in association with the National Autistic Society)

  7 Quarry Way

  Stapleton, Bristol BS16 1UP

  United Kingdom

  (0117) 939-1117

  Fax: (0117) 939-1118

- 接下來要做什麼？（What Do We Do Next?）

  Families for Early Autism Treatment

  6220 West Peregrine Way

  Tucson, AZ 85745

  (520) 743-1223

  欲獲得其他各種自閉症和兒童發展錄影帶，請連絡：

  Child Development Media Inc.

5632 Van Nuys Blvd., Suite 286

Van Nuys, CA 91401

(800) 405-8942

Fax: (818) 994-0153

www.childdevmedia.com

● 教育用品目錄

- ABC 學校用品供應（ABC School Supply）

  3312 N. Berkeley Lake Road

  Duluth, GA 30096-9419

  (800) 669-4222

  http://www.abcschoolsupply.com

- 自閉症與發展障礙資源目錄（Autism and Developmental Disabilities Resource Catalog）

  Family Resource Services, Inc.

  231 Columbia Road 61

  PO Box 1146

  Magnolia, AR 71754

  1-800-501-0139

- 學習的不同途徑（Different Roads to Learning, LLC）

  12 West 18th Street, Suite 3 East

  New York, NY 10011

  (800) 853-1057

  http://www.difflearn.com

- 卡普蘭（Kaplan）

  P.O. Box 609

  1310 Lewisville-Clemmons Road

  Lewisville, NC 27023-0609

  (800) 334-2014

  www.kaplanco.com

- 湖畔學習資料（Lakeshore Learning Materials）
  2695 E. Dominguez Street
  P.O. Box 6261
  Carson, CA 90749
  (800) 421-5354
  www.lakeshorelearning.com
- 超優出版社（Super Duper Publications）
  Speech and Language Materials
  Dept. SDM99
  P.O. Box 24997
  Greenville, SC 29616-2497
  (800) 277-8737
  www.superduperinc.com
- 超優學校（Super Duper School Company）
  Department A
  P.O. Box 24997
  Greenville, SC 29616-2497
  (800) 227-8737

166

● 組織

- 自閉症研究所（Autism Research Institute）
  4182 Adams Avenue
  San Diego, CA, 92116
  (619) 563-6840
- 美國自閉症學會（Autism Society of America Inc.）
  7910 Woodmont Avenue Suite 650
  Bethesda, MD, 20814-3015
  (301) 657-0881
- 加拿大自閉症學會（Autism Society of Canada）
  129 Yorkville Avenue Suite 202

Toronto, Ontario M5R 1C4 Canada

(416) 922-0302

- 加拿大自閉症治療服務社（Autism Treatment Services of Canada）

404-94th Ave SE

Calgary, AB

T2J 0E8

(403) 253-6961

- 自閉症社群推廣服務中心（Center for Outreach Services for the Autism Community, COSAC）

1450 Parkside Avenue Suite 22

Ewing, NJ, 08638

(609) 883-5509

- 全美自閉症學會（The National Autistic Society）

393 City Road

London EC1V 1NE UK

(020) 7833 2299

- Pro-Ed（publishing company）

8700 Shoal Creek Boulevard

Austin, TX, 78758-6897

(512) 4513246

- 自閉症和相關溝通障礙兒童之處遇與教育計畫（Project TEACCH）

UNC, Chapel Hill

Chapel Hill, NC, 27599

- 兄弟姊妹資訊網絡（Sibling Information Network）

Department of Educational Psychology

Box U-64 The University of Connecticut

Storrs, CT, 06268

(203) 486-4034

- 自閉症治療科學協會（The Association for Science in Autism Treatment）

575 Coal Valley Road, Suite 109

Pittsburgh, PA 15025

jcdavin@autism-treatment.org

● 網址

www.ani.ac

www.aspergers.com

www.autism.com

www.autism.com/ari

www.autism.org

www.autism-info.com

www.autism-pdd.net/autism.htm

www.autism-resources.com

www.autism-society.org

www.autism-spectrum.com

www.autism-uk.ed.ac.uk

www.csaac.org

www.educationplanet.com/search/Education/Special-Educaion/Autism

www.familyvillage.wisc.edu/index.htmlx

www.feat.org

www.kidsource.com/nichcy/autism.html

www.ncld.org

www.mugsy.org

www.nichcy.org

www.parentbookstore.com/autism.htm

www.paulbunyan.net/users/cbsolson/BOlson1/autism/links.html

www.pecs.com

www.playsteps.com

www.seattlechildrens.org/sibsupp

www.suite101.com/links.cfm/autism

www.support-group.com

http://thoth.stetson.edu/ShapesForLearning

www.toytips.com

若擬得到更多協助，請洽下列州政府單位：

- 特殊教育局主任（Director of Special Education）
- 保護與倡議服務單位（Protection and Advocacy）
- 職能復健機構（Vocational Rehabilitation Agency）
- 家長訓練及資訊服務計畫（Parent Training and Information Projects）

索引

（條目後的頁碼係原文書頁碼，檢索時請查正文側邊的頁碼）

國家圖書館出版品預行編目資料

教養自閉症兒童：給家長的應用行為分析指南
╱ Shira Richman 原著；賴麗珍譯.--初版.--
臺北市：心理，2009.04
面；　公分. --（障礙教育系列；63088）
參考書目：面
含索引
譯自：Raising a child with autism: a guide to
applied behavior analysis for parents

ISBN 978-986-191-255-4（平裝）

1. 自閉症　2. 行為改變術　3. 親職教育

415.988　　　　　　　　　　　　　　9800415

障礙教育系列 63088

教養自閉症兒童：給家長的應用行為分析指南

作　　　者：Shira Richman
譯　　　者：賴麗珍
執行編輯：高碧嶸
總 編 輯：林敬堯
發 行 人：洪有義
出 版 者：心理出版社股份有限公司
地　　　址：231 新北市新店區光明街 288 號 7 樓
電　　　話：(02) 29150566
傳　　　真：(02) 29152928
郵撥帳號：19293172　心理出版社股份有限公司
網　　　址：http://www.psy.com.tw
電子信箱：psychoco@ms15.hinet.net
駐美代表：Lisa Wu（lisawu99@optonline.net）
排 版 者：龍虎電腦排版股份有限公司
印 刷 者：正恒實業有限公司
初版一刷：2009 年 4 月
初版三刷：2016 年 8 月
I S B N：978-986-191-255-4
定　　　價：新台幣 200 元